KB019494

생기 가득 몸속 비밀

갑상선
치료비책

생기 가득 몸속 비밀

갑상선
치료비책

정지인 지음
카이스트 과학자, 한방명의 20인

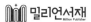
밀리언서재
Million Publisher

누구나 아름답게 행복할 권리가 있다

다이어트 전문 한의사로 승승장구하던 어느 날이었다. 아침부터 환자들이 들이닥쳐서 정신없는 중에 키가 크고 체중이 100kg은 넘을 듯한 체구의 여성이 8세 남짓한 남자아이를 끌고, 두 돌이 갓 넘어 보이는 아이를 안고 내원했다.

"얼마나 감량하실 건가요?" 다이어트 환자들에게 으레 하는 질문을 던졌다.

"제가 아이 낳고 갑상선기능저하증 진단을 받았어요. 너무 피곤하고 여기저기 아픈 데다 아침에 몸도 많이 붓고요. 한약으로 치료할 수 있을까요?"

우울하고 의욕도 없으며 아이들 때문에 편하게 쉴 수 없는 상태였다. 날마다 늘어가는 체중으로 몸은 지쳐가는데 어떻게 해야 할지 몰라 무작정 아이들을 끌고 온 모양이었다. 나의 첫 갑상선 치료는 이렇게 시작됐다.

피로가 사라지고 몸이 붓지 않게 되기까지 6개월이 지나면서 그녀는 자신이 얼마나 아름답고 날씬하며 행복한 미소를 가졌는지 보여주었다. 이때부터 나에게 새로이 '갑상선 치료 전문 한의사'라는 소명이 생겼다.

현대 의학은 갑상선 질환의 모든 것을 정복한 듯이 보인다. 갑상선암의 완치율은 90%가 넘어섰고, 조기 진단율은 95%에 가까우며 갑상선기능항진증이나 갑상선기능저하증도 문제없이 치료한다. 더 이상 갑상선 질환으로 생명의 지장을 받거나 수명이 줄어들지는 않는다. 그러나 갑상선기능저하증 환자들은 여전히 힘들어하고 있으며 갑상선암 수술 환자들은 후유증으로 고통받고 있다.

의료는 생명을 살리는 일도 중요하지만 무엇보다 삶의 질을 높이고 아름답고 행복하게 사는 데 기여해야 한다. 이것이 한의학의 역할이다. 한의학은 전통적으로 건강한 장수와 기능적으로 완벽한 삶을 목표로 한다. 갑상선기능저하증의 불편한 증상들을 해결하고 호르몬제를 보조하며 갑상선암 수술의 후유증들을 해결하는 열쇠가 한의학에 있다.

환자를 치료함에 있어서 양방과 한방의 구분은 없다. 서로의 장점을 인정해야 한다. 한의사로서 갑상선 치료 전문 책을 쓰면서 환자들의 궁금증을 해결하기 위해, 양방의 진단법과 치료법을 최대한 알기 쉽게 설명하고 한방에서 치료하는 방법들을 자세히 소개했다. 또한 10여 년간 쌓아온 경험을 바탕으로 갑상선 환자들이 어떻게 해야 다이어트에 성공할 수 있고 건강한 몸을 유지할 수 있는지를 소개했다.

이 책을 읽는 많은 갑상선 질환 환자들이 불안하고 우울한 마음에서 벗어나 당당하고 아름답게 살았으면 하는 바람이다. 끝으로 나에게 치료를 받으러 와준 많은 갑상선 환자들에게 감사하는 마음을 전한다.

2021년 잠실 진료실에서
정지인

PART 01 치명적이지는 않지만 꽤 까다로운 갑상선암

PART 02 초기에 발견하기 어려운
갑상선기능저하증

PART 05 살이 찌지 않는 몸 만들기

갑상선은 우리 몸에서
어떤 역할을 하는가?

| 갑상선, 우리 몸에 중요한 호르몬 |

갑상선은 목 정면 중앙 아담스 애플(Adam's apple, 결후, 후골) 뒤쪽에 있는 작은 기관으로 뒤에는 기도와 식도가 있고 성대와도 인접해 있다. 또한 좌우로 동맥과 정맥 그리고 많은 신경들이 분포되어 있어서 갑상선이 부으면 쉰 목소리가 나오거나 음식을 삼키기 힘들고, 혈관을 눌러서 얼굴이 붉어지기도 한다. 그래서 갑상선 수술을 할 때는 성대나 신경, 부갑상선 등에 영향을 줄 수도 있다. 갑상선은 '갑상선호르몬'을 만들어서 분비하는데, 갑상선호르몬은 체온을 36.5도로 유지하고, 음식을 소화시키며, 다른 호르몬이나 근육을 합성하고, 소아의 성장과 발달을 촉진하는 등 인체의 많은 기능에 관여하는 중요한 호르몬이다.

갑상선호르몬의 분비를 조절하는 것은 뇌하수체에서 분비되는 갑상선자극호르몬(TSH)이다. 혈액 내에 갑상선호르몬이 충분하면 TSH를 적게 분비하고 부족하면 TSH를 많이 분비해서 일정량을 유지한다. 이러한 분비 조절 기능을 '항상성'이라고 하는데 이 항상성이 깨져서 갑상선호르몬이 넘치거나 부족하면 갑상선 기능 이상이 발생한다.

|갑상선호르몬이 적거나 과다할 때|

갑상선 질환은 갑상선호르몬의 분비량에 이상이 발생한 경우와 갑상선 조직에 암이나 혹이 생긴 경우, 갑상선에 염증이 생긴 경우, 3가지로 나눌 수 있다.

갑상선 분비 기능에 이상이 생기면 갑상선기능항진증과 갑상선기능저하증
갑상선기능항진증은 갑상선호르몬이 필요량보다 많이 분비되어 나타나는 질환이다. 갑상선호르몬이 과다하면 소화가 빨리 되고 설사를 자주 하며 심장이 빨리 뛰고 몸이 뜨겁고 땀이 나는 등의 증상이 나타난다. 반면 갑상선기능저하증은 갑상선호르몬이 부족하여 나타나는 질환으로 소화가 안 되고 피로를 많이 느끼며 몸이 붓고 체중이 늘어나며 추위에 민감한 증상이 나타난다.

갑상선에 종양이 생기면 갑상선 결절과 갑상선암

갑상선 종양은 갑상선에 혹이 생긴 것으로 세포가 어떤 특징과 기능을 띠고 있는가에 따라 양성 결절과 악성 결절로 나뉜다. 양성 결절인 경우 특별한 증상이 없거나 불편하지만 않다면 수술을 하지 않고 주기적으로 검사하면서 지켜볼 수 있다. 양성 결절 내에 악성 결절이 포함되어 있거나 양성 결절이 오래되어 악성 결절로 변형될 가능성이 있기 때문이다. 악성 결절은 갑상선암이라고 하는데 암의 성격과 특징에 따라 비교적 안전한 암일 수도 있고 위험한 암일 수도 있다. 우리나라 사람들에게서 발견되는 대부분의 갑상선암은 유두암으로 느리게 자라고 비교적 위험하지 않아서 수술로 완치될 가능성이 높다.

갑상선에 염증이 생기면 아급성 갑상선염, 산후 갑상선염, 하시모토갑상선염

감기 등을 앓고 난 뒤 갑상선이 붓고 커지면 염증세포가 터지면서 일시적으로 갑상선호르몬이 증가하는데, 이것을 아급성 갑상선염이라고 한다. 갑상선을 만지면 아프고, 음식을 씹을 때도 통증이 있으며 미열이 난다. 염증이 커지면 갑상선 세포가 한꺼번에 파괴되면서 갑상선호르몬도 한꺼번에 많이 방출되어 갑상선중독증이 올 수 있다.

산후 갑상선염은 출산 후 여성에게서 자주 나타나는데 일반적인 염증이 아니라 갑상선 세포가 비정상적으로 커지면서 갑상선기능항진증이 나타나는 것이다. 갑상선에 염증이 있지만 통증은 없고 일시적으로 갑상선중독 증상이 나타났다가 이후 갑상선기능저하가 나타난다.

지인샘의 갑상선 상식

혹시 갑상선 때문일까?

갑자기 소화가 안 되거나, 생리 이상이 있거나, 몸이 너무 힘들다면 갑상선 때문일 수 있다. 다음과 같은 질환이 있다면 갑상선 검사를 통해 갑상선호르몬이 안정적으로 유지되고 있는지 살피는 것이 좋다.

- 선천성 갑상선기능저하증
- 갑상선종이나 갑상선종양
- 당뇨병
- 고지혈증
- 불임
- 방사성요오드 치료나 갑상선 절제 수술을 받은 사람
- 다낭성난소증후군
- 심각한 산후 증상

하시모토갑상선염은 세포 내에서 갑상선호르몬의 합성을 방해하는 자가면역항체가 다량 만들어지는 질환이다. 염증처럼 갑상선 세포가 커지면서 단단해져서 호르몬 분비량이 줄어든다. 갑상선 염증이 만져지지 않고 통증도 없어서 육안으로는 확인할 수 없고 증상을 통해 알게 되며 혈액검사로 진단한다.

| 갑상선은 평생 관리해야 한다 |

갑상선 질환의 특성에 따라 갑상선호르몬을 조절하는 방법과 방사성요오드 요법, 수술이 있다. 현대 의학의 발전으로 인해 갑상선 질환은 생명에 위협을 가할 정도로 심각한 질환이 아니지만 여전히 해결되지 않는 후유증과 평생 관리해야 하는 문제가 남아 있다. 갑상선 질환은 인체의 모든 활동에 영향을 미치는 질환으로 갑상선기능항진증이든 수술이든 결국 평생 호르몬제를 복용해야 하는 경우가 많다. 한방 치료는 초기의 갑상선 질환을 치료하고 만성 갑상선 질환의 여러 증상들을 호전시켜 건강하고 정상적인 생활을 할 수 있는 몸으로 만들어준다. 화재가 났을 때 양방 치료는 불을 끄는 역할을 한다면 한방 치료는 재를 치우고 다시 재건하는 역할을 한다고 볼 수 있다.

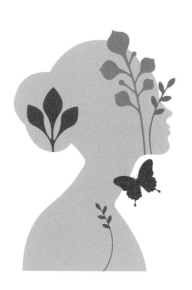

Question 01

갑상선 혹이 암으로 바뀔까요?

갑상선 검사에서 혹이 있다고 하면 덜컥 겁부터 나기 쉽습니다. 손으로 만져질 정도의 혹은 성인의 4~7% 정도 가지고 있으며 많은 성인들이 갑상선에 작은 결절 하나 정도는 가지고 있다고 볼 수 있습니다. 이 중에서 결절이 암으로 발전하는 경우는 5%에 불과합니다.

결절이 암만 아니라면 수술할 필요도 없고 크게 걱정할 필요도 없지만 일부 결절은 암세포로 이루어져서 문제가 될 수 있으므로 주기적으로 검사를 받아야 합니다.

결절이 있다고 모두 암 검사를 하는 것은 아닙니다.

초음파검사에서 결절의 모양과 색을 보고 양성인지 악성인지를 알 수 있습니다. 결절이 흰색이고 경계 면이 깔끔하며 모양이 둥글다면 양성일 가능성이 높고 결절이 길쭉하면서 검은색이고 경계 면이 불규칙하면 암일 가능성이 있으므로 암 관련 검사를 합니다. 1cm 미만의 결절인 경우에는 검사가 불확실할 수 있으므로 시간이 지난 뒤 다시 검사를 하거나 세포검사에서 양성으로 나오더라도 6개월 뒤에 다시 검사를 해서 암인지 여부를 확인하기도 합니다.

양성 결절이 커진다고 암이 되지는 않습니다.

양성 결절은 암세포가 아니기 때문에 크기가 커진다고 해서 암세포로 바뀌지는 않습니다. 다만 결절이 커지면 기도나 식도를 압박해서 음식을 먹을 때 통증이 느껴지거나 호흡할 때 불편할 수 있습니다. 여러 개의 결절들 중에 악성 결절이 섞여 있을 것을 대비해서 주기적으로 검사를 받는 것입니다.

Question 02

갑상선암은 유전이 되나요?

암세포는 정상세포가 돌연변이를 일으킨 것으로 죽지 않고 계속 증식하면서 살아 있는 세포를 파괴합니다. 갑상선암 검사 중에 BRAF는 결절세포가 돌연변이 유전자를 가지고 있는지를 알아보는 검사입니다. 방사선에 자주 노출되거나 발암물질을 많이 먹으면 정상세포가 암세포로 변할 가능성이 높아집니다.

갑상선암은 정확히 유전은 아니지만 가족력과 관련이 있습니다.

 부모 중 하나가 갑상선암이 있다고 해서 자녀도 갑상선암이 발생할 거라고 단정할 수는 없습니다. 그러나 가족 내에 갑상선 질환을 가진 환자가 여러 명 있다면 가능성이 높습니다.

 한국인은 다른 선진국에 비해 갑상선암 발병률이 높은 편입니다. 의료 시스템이 발달되어 있어서 조기에 갑상선암을 발견하는 비율이 높기도 하지만 지역적으로 요오드 함유 식품의 섭취가 많은 원인도 있습니다. 한국인의 갑상선암 중에는 BRAF 유전자 돌연변이가 많고 가족 내의 발병률이 다른 나라에 비해 2배 정도 높은 것으로 보아 가족력과 연관성이 높다고 할 수 있습니다.

갑상선암을 예방하는 방법

- 방사선 노출량이 많은 검사는 가급적 자제합니다.
- 가족 내에 갑상선 질환 환자가 있다면 갑상선 검진을 주기적으로 받고 요오드가 함유된 식품을 많이 먹지 않습니다.
- 피임약이나 에스트로겐이 함유된 제품을 자주 사용하지 않습니다.
- 갑상선기능저하증이 있는 경우 호르몬 수치 조절에 신경을 씁니다.
- 당뇨 환자는 합병증으로 갑상선암이 발생할 수 있으므로 주의합니다.

갑상선암 수술 후 회복 관리를 어떻게 해야 할까요?

위암 수술을 하고 나면 죽부터 먹습니다. 소화가 잘되고 위장에 부담이 없는 음식을 먹는 것을 당연하게 생각합니다. 갑상선암 수술을 하고 나서도 위장에 부담을 주지 않는 식단으로 음식을 먹고 몸이 회복되는 속도에 맞춰 활동해야 합니다.

갑상선 수술을 하고 나면 위장 기능이 떨어집니다.

갑상선 수술을 하고 나면 갑상선의 기능이 줄어들면서 가장 먼저 대사 기능이 떨어집니다. 대사란 음식을 위와 소장에서 소화시킨 후 대장과 간을 거치면서 이차적인 소화와 합성 등이 일어나는 것입니다. 수술 후에 대사 기능이 떨어지면 소화가 안 되고 가스가 차며 간 해독 기능도 떨어집니다. 갑상선암 수술을 하고 나면 잘 먹어야 한다는 생각에 세끼를 잘 챙겨 먹고 보양식까지 신경을 쓰기 마련입니다. 위장 기능이 떨어진 상태에서 과식을 하면 음식이 소화되지 않은 채 내장에 쌓이고 간에 부담을 주어 체중이 늘어나고 간에 지방이 쌓이면서 고지혈증이나 고콜레스테롤혈증이 나타날 수 있습니다.

영양소가 골고루 함유된 음식을 평소의 절반만 먹습니다.

수술 초기에는 죽처럼 부드러운 음식을 먹고 소식을 해서 위장이 부담되지 않도록 합니다. 몸이 회복되더라도 무리하게 식사량을 늘린다거나 고열량의 음식을 먹는 것은 피하는 것이 좋습니다.

갑상선암 수술을 한 환자들 중에 살이 쪄서 안 빠진다고 하는 사람들이 많은데 이것은 소화력이 수술 전보다 떨어진 상태에서 과식을 한다거나 잘 먹는 것이 원인이 될 수 있습니다.

갑상선암의 크기나 환자의 연령, 수술 방법에 따라 회복 속도가 다릅니다.

병원에서는 별거 아니라고 했는데 수술한 지 1년이 지나도 몸이 불편하고 여러 가지 통증들이 지속되는 경우가 많습니다. 주로 갑상선 주변부에서 오는 통증과 목소리 변화, 기침, 오랜 피로감과 부종 등이 지속됩니다. 갑상선 수술 후에 나타나는 여러 가지 몸의 변화들은 수술 후유증이기도 하지만 갑상선 제거로 인해 갑상선 기능이 떨어지면서 나타나는 경우도 많습니다. 수술 후 한동안 몸을 쉬면서 충분한 회복 기간을 가지는 것이 좋습니다. 모든 환자들의 회복 속도가 같은 것은 아니므로 자신의 컨디션에 맞게 회복 기간을 정합니다.

수술 후유증은 한약으로 치료가 됩니다.

갑상선 수술을 하고 나면 몸을 회복하기 위해 보약을 먹는 사람도 있고 보약이 필요 없다고 생각하는 사람도 있습니다. 보약이라고 무조건 다 먹으면 오히려 몸이 더 힘들거나 살이 더 찔 수도 있습니다.

갑상선 수술의 특징에 맞는 한약을 처방받아야 합니다. 여기에 덧붙여서 사람마다 상태와 증상이 다르므로 정확히 진료받은 후 처방을 받아야 합니다. 수술 후 기침이나 가래가 심하고 몸이 여기저기 쑤시고 아픈 증상은 급성증이라고 해서 단기간 복용으로 회복이 가능합니다. 몸의 부종이 심하고 피로가 회복되지 않는다면 일정 기간 이상 한약을 복용하면서 회복 상태를 봅니다. 소화가 안 되고 콜레스테롤 수치가 높으며 살이 빠지지 않는다면 복용하는 갑상선호르몬제가 충분히 흡수되지 않기 때문입니다. 위장의 기능을 올리고 대사가 잘되는 한약을 복용하면 갑상선호르몬제 흡수율을 올릴 수 있습니다.

갑상선암 수술 후 임신이 될까요?

갑상선암 수술을 하고 나면 임신을 하는 것에 두려움이 생깁니다. 임신은 잘될지, 아이가 정상으로 태어날지, 아이에게 갑상선암이 옮겨 가지는 않을지 여러 가지 걱정이 들기 마련입니다. 갑상선암을 수술하고 주변에 남아 있는 암세포가 모두 제거되었다면 임신은 전혀 문제되지 않습니다. 다만 임신을 하기 전에 몇 가지 주의사항을 알아두는 것이 좋습니다.

임신 계획이 있다면 임신 전 갑상선호르몬 수치가 정상인지 검사합니다.

갑상선 수술을 하면 남은 갑상선에서 호르몬이 충분히 분비되지 않을 수 있고 갑상선을 완전히 제거하면 호르몬제를 복용해서 수치를 유지합니다. 몸 상태가 좋다고 해서 갑상선호르몬제를 복용하지 않거나 먹다 안 먹다 하면 갑상선호르몬 수치가 낮아질 수 있습니다.

갑상선호르몬이 부족하면 임신이 되었더라도 조기 유산이 될 수 있고, 태아의 성장 발육에 영향을 미칠 수 있습니다. 특히 임신 초기에 갑상선호르몬이 부족하면 뇌 발달이 저하될 가능성이 있으므로 반드시 호르몬 수치를 검사하고 의사와 상의하여 대처하는 것이 좋습니다. 방사성동위원소 치료를 받았다면 1년 정도 지난 다음에 임신을 하는 것이 좋습니다.

암 수술 후에 방사성동위원소 치료를 받으면 일정 기간 체내에 방사성물질이 남아 있습니다. 방사성물질은 미량이라도 임신 중 태아에게 영향을 미칠 수 있기 때문에 방사성물질이 모두 빠져나가고 나서 임신을 하는 것이 좋습니다.

아이에게 갑상선암이 유전되지는 않습니다.

갑상선은 단독기관이기 때문에 갑상선을 모두 제거하고 나면 재발 가능성이 낮습니다. 특히 가장 비율이 높은 갑상선암인 유두암은 혈액이 아닌 림프로 전이되기 때문에 태아에게 옮겨 갈 가능성이 낮습니다.

갑상선호르몬제를 꼭 먹어야 할까요?

갑상선호르몬제를 단순히 약으로 생각하고 먹지 않거나, 먹다가 안 먹다가 하는 사람들이 의외로 많습니다. 갑상선호르몬은 산소나 물처럼 매일 일정량이 공급되지 않으면 신체활동에 치명적인 영향을 끼치는 필수물질입니다. 갑상선호르몬은 체내에서 합성되는 물질인데 갑상선 기능이 떨어지거나 갑상선이 없다면 외부에서 합성된 호르몬제를 복용해야 합니다. 그러므로 임의로 약을 끊지 않고 매일 일정 시간에 복용해야 합니다.

갑상선기능저하증이 있는 사람은 호르몬의 용량을 조절해서 복용합니다.

갑상선기능저하증은 몸이 아프거나 과로, 극심한 스트레스가 반복되면 심해졌다가 상황이 좋아지면 호전될 수 있습니다. 증상만 가지고 갑상선기능저하 정도를 판단할 수는 없기 때문에 주기적으로 호르몬 검사를 하면서 호르몬제의 용량을 조절해야 합니다.

갑상선호르몬제를 잘 복용하면 피로나 전신 통증, 우울감, 부종 등 여러 증상이 빠르게 호전되지만 과다하게 복용하면 갑상선기능항진 증상이 나타나서 심장 박동이 빨라지고 숨 쉬기가 힘들며 열이 나고 전신이 저리는 등 여러 가지 부작용이 나타납니다.

갑상선호르몬제는 반드시 복용해야 하지만 과다하게 복용하거나 불필요하게 장기 복용하면 여러 가지 부작용이나 만성 갑상선 기능저하증이 생깁니다.

**갑상선 절제 수술을 했거나 갑상선 기능이 상실되었다면
매일 일정량을 평생 복용해야 합니다.**

갑상선을 전부 절제했거나 방사선치료 등으로 아예 기능 상실이 왔다면 굳이 용량 조절 없이 평생 일정량을 복용해야 합니다. 갑상선이 기능을 잃으면 매일 필요한 양의 갑상선호르몬제를 공급하면 됩니다. 인체에서 분비되는 갑상선호르몬은 수시로 혈액 내의 상황에 따라 필요량을 조절하지만 복용하는 갑상선호르몬제는 그렇게까지 조절할 수 없습니다. 그래서 자체적으로 남으면 버리고 모자라면 비축해두었다가 사용합니다.

초기에 호르몬제를 복용하면 몸이 적응하는 데 시간이 걸리지만 몇 년이 지나 스스로 조절하는 능력이 생겨서 큰 문제가 되지는 않습니다.

**갑상선호르몬제를 장기 복용하면
갑상선 기능이 스스로 퇴화될 수 있습니다.**

하시모토갑상선염은 갑상선 염증이 완전히 사라지지 않고 만성

적으로 존재하면서 호전과 악화를 반복하는 질환입니다. 그래서 하시모토갑상선염이 발병하면 갑상선호르몬제를 평생 복용하도록 권유합니다. 하시모토갑상선염이 호전되면 충분히 호르몬을 분비할 수 있습니다. 호전되었는데도 장기적으로 호르몬제를 복용하면 정상적인 갑상선 세포가 더 이상 호르몬을 분비할 필요성을 못 느끼고 퇴화되어 버립니다.

한번 사라진 기능은 다시 살아날 수 없습니다. 하시모토갑상선염이라고 무조건 장기적으로 호르몬제에 의존하는 것보다는 필요할 때만 복용하고 불필요하게 장기 복용하는 것은 피하는 것이 좋습니다.

인체에는 혈액 내에 호르몬의 농도를 측정하는 장치가 있습니다. 갑상선호르몬도 수시로 측정을 해서 뇌하수체에 전달을 합니다. 이것을 호르몬 민감도라고 하는데 호르몬이 혈액 내에 늘 넘쳐나면 민감도가 떨어지게 됩니다. 호르몬제를 불필요하게 장기 복용하면 민감도를 떨어뜨려서 호르몬 분비 기능도 상실되고 호르몬 활용 능력도 떨어집니다.

갑상선호르몬제를 먹어도 증상이 좋아지지 않아요.

한의원에 내원하는 환자들 중 많은 비중을 차지하는 갑상선기능저
하증 환자들은 호르몬제를 먹는데도 여전히 피곤함과 우울증, 부종
등으로 힘들어합니다. 갑상선호르몬제는 인체에서 분비되는 호르
몬과 같은 성분인데도 어떤 사람들은 호르몬제를 먹고 호전되는데
어떤 사람들은 먹어도 전혀 호전되는 것을 모르겠다고 합니다. 대
체로 만성적으로 소화가 안 되거나 설사 등의 증상이 있거나 간 기
능이 떨어진 환자들의 경우에 이런 증상을 호소합니다.

갑상선호르몬제를 위와 장에서 충분히 소화, 흡수하지 못하기 때문입니다.

인체에서 분비되는 갑상선호르몬은 혈액 속에 흡수되어 혈관으
로 바로 들어갑니다. 그러나 복용하는 갑상선호르몬제는 입으로
들어가서 위와 장에서 소화되고 흡수되어 혈관으로 들어가기 때문
에 위나 장이 건강하지 못하다면 소화 흡수되는 양이 적어집니다.
소화 과정에 음식과 섞여서 나가기도 하고 충분히 흡수되지 않고
장에 쌓여 있다가 버려지기도 합니다.

갑상선호르몬제가 간, 장, 신장에서 충분히 활성화되지 못하기 때문입니다.

흔히 복용하는 갑상선호르몬제인 신지로이드는 티로신에 요오드가 4개 붙은 T4라는 물질입니다. 그러나 실제로 세포 내에서 사용되는 호르몬은 T3로 요오드가 한 개 떨어져 나가야 사용 가능한 갑상선호르몬이 됩니다. T3는 체내에서 수명이 짧기 때문에 장기 보관이 가능한 T4를 복용합니다. 간이나 장, 신장의 기능이 좋지 못한 사람은 T4를 충분히 활성화하지 못할 수 있습니다. 활성화되지 않은 T4는 버려지거나 다른 갑상선호르몬이 세포 내로 들어가는 문을 막아버립니다.

몸의 여러 기능들이 좋아져야 갑상선호르몬제가 충분한 역할을 합니다.

갑상선호르몬제가 세포 속까지 도달하여 역할을 다하려면 기본적으로 소화 기능과 장의 흡수 기능, 활성화 기능이 정상적으로 작동해야 합니다. 소화 기능이나 장의 기능, 간의 기능이 약하다면 갑상선호르몬제의 효과도 떨어집니다. 이런 경우 한약 치료를 통해 소화기와 장이 좋아지고 간 수치가 정상이 되면 컨디션이 빠르게 회복되면서 갑상선기능저하 증상도 호전됩니다.

갑상선 수치가 정상인데도
갑상선기능저하증이 올 수 있나요?

갑상선호르몬의 정상 수치는 임상 연구를 통해 대체로 이 정도의 범위에 있다면 정상적인 기능을 할 수 있다는 판단하에 정해진 기준입니다. 이 범위에 수치가 들어간다면 병적인 증상으로 발전하거나 위험하지 않다고 생각하면 됩니다. 그런데 이 범위는 판단하는 기관에 따라 조금씩 다르기도 합니다.

결론적으로 갑상선 수치가 안정된 범위에 있더라도 사람마다 다양한 갑상선기능저하 증상을 느낄 수 있다는 것입니다. 특히 갑상선 수치가 정상 범주에서 낮은 수치에 있다면 갑상선기능저하증을 많이 느끼기도 합니다.

잠재적 갑상선기능저하인 경우 갑상선기능저하증이 올 수 있습니다.

잠재적이라는 말은 앞으로 갑상선기능저하증이 올 가능성이 있다는 뜻입니다. 갑상선 기능검사에서 T3와 T4가 정상이더라도 갑상선자극호르몬(TSH)의 수치가 높다면 잠재적 갑상선기능저하증이라고 판단하고 갑상선 수치를 주기적으로 검사합니다. 하시모토갑상선염이 있는 사람은 만성적으로 TSH 수치가 높기도 합니다. 그러면 미리 갑상선호르몬제를 복용하도록 권고합니다.

과로를 하거나 체력이 떨어지면 갑상선기능저하 증상을 느끼게 됩니다.

갑상선호르몬은 에너지를 만들고 대사 활동이 정상적으로 돌아가도록 유도하는 호르몬입니다. 만약 장기간 과로를 하거나 수술이나 질병 등으로 체력이 떨어지면 갑상선호르몬의 요구량이 높아집니다. 갑상선 수치가 정상이더라도 인체에서는 갑상선호르몬이 부족하다고 느껴서 갑상선기능저하 증상이 나타날 수 있습니다. 갑상선이 건강한 사람보다 평소 갑상선 질환을 가지고 있던 사람에게 주로 나타납니다. 갑상선 수치가 정상이더라도 갑상선기능저하 증상이 나타납니다.

이런 경우에는 호르몬제의 용량을 늘리기보다는 몸을 쉬고 일의 강도를 낮추어야 합니다. 운동도 줄이고 충분한 수면을 취하는 것이 좋습니다.

갑상선기능저하로 살이 많이 쪘는데
다이어트약을 먹어도 될까요?

갑상선기능저하증이 시작되면 맨 먼저 피로하고 아침에 일어나면 얼굴이 붓다가 체중이 조금씩 늘어납니다. 갑상선기능저하 증상이 갑자기 심해지면 체중이 이해할 수 없을 정도로 빨리 늘어납니다. 병원에서 처방받은 갑상선호르몬제를 복용하면 이런 증상들이 진정되면서 급격하게 살이 찌는 것을 막을 수 있습니다. 그러나 이미 찐 살이 빠지지는 않습니다.

갑상선으로 인한 체중 증가는 일반적인 비만과는 다릅니다.

갑상선호르몬이 부족하면 대사 기능이 떨어집니다. 대사란 음식물을 소화 분해하고 에너지로 태워서 생활에 필요한 기능을 하도록 만들거나 필요한 물질을 합성하는 활동입니다. 대사 기능이 떨어지면 음식물이 소화되지 않은 채로 위장에 남아 있고 배출도 잘되지 않아서 위와 장에 가스가 차고 간과 내장 등에 지방으로 쌓이게 됩니다.

세포 내에서 에너지를 만들고 남은 찌꺼기나 죽은 세포들은 밤 사이에 처리되는데 갑상선기능저하증이 되면 찌꺼기가 세포 사이에 점액질의 형태로 쌓이면서 밤새 부종을 만듭니다. 부종이 매일 매일 누적되어 체중이 늘어나게 됩니다.

일반적으로 많이 먹어서 살이 찐 사람은 피부가 부드럽고 얼굴에는 생기가 있으며 복부와 허벅지, 엉덩이 위주로 살이 찝니다. 반면 갑상선이 부어서 살이 찌면 전신에 골고루 부종이 퍼져서 얼굴은 푸석푸석하고 팔다리는 물이 차 있는 것처럼 만지면 단단합니다. 피부색이 좋지 않고 근육통이 있으면서 몸이 무겁게 느껴집니다.

갑상선 비만은 일반적인 다이어트 방법으로는 살이 빠지지 않습니다.

살을 빨리 빼고 싶은 마음에 무리하게 굶거나 다이어트약을 복용하는 분들이 많습니다. 초기에는 어느 정도 살이 빠지는 것 같지만 다시 찌거나 몸만 힘들고 살은 전혀 빠지지 않습니다. 일반적인 다이어트 방법은 잘 먹어서 살이 찐 사람들을 대상으로 하기 때문에 몸이 힘들고 회복이 안 된 상태에서는 제대로 효과를 보지 못합니다. 갑상선 질환으로 인한 비만은 살이 찐 원리에 맞게 감량해야 합니다.

피로가 호전되고 부종이 없어져야 살이 빠집니다.

갑상선 비만의 가장 큰 원인은 만성피로와 부종입니다. 일을 줄이고 충분한 휴식을 취하면서 몸의 피로를 풀어주어야 합니다. 운동보다는 숙면을 취하는 것이 좋으며 간 기능이 떨어져 있다면 보조제를 복용해서 간 기능을 회복해야 합니다. 아침에 일어날 때 개운하고 몸이 붓지 않는다면 살이 빠질 준비가 된 것입니다.

치료와 다이어트가 병행되어야 합니다.

무조건 다이어트에 집중하는 것보다 몸의 문제들을 해결하면서 다이어트를 해야 합니다. 갑상선기능저하인 사람들은 소화 기능이 떨어져 있거나 변비와 가스, 생리불순 등의 증상이 있습니다. 이런 모든 증상들이 대사 기능을 떨어뜨리는 요인이 됩니다. 문제가 되는 증상들을 치료해 대사율을 끌어올리면서 다이어트를 병행하면 감량에 성공할 수 있습니다.

갑상선 질환으로 불임이 될 수 있나요?

갑상선기능저하증으로 내원하는 환자들 중에 생리불순이나 다낭성난소증후군을 가지고 있는 경우가 많습니다. 다낭성난소증후군은 한국 여성들에게 특히 많은데 난자가 충분히 성장하지 못하고 미숙한 상태로 머물러 있는 것입니다. 본래 자궁 기능이 약했던 사람이 갑상선기능저하증이 생기면서 생리를 안 한다거나 다낭성난소증후군으로 발전하게 됩니다.

갑상선호르몬은 여성호르몬인 에스트로겐, 프로게스테론과
영향을 주고받습니다.

갑상선호르몬은 사춘기에 여성의 자궁과 난소의 발달에 중요한 역할을 하며 생리와 임신에도 영향을 미칩니다. 아직 명확한 연관성이 밝혀지지는 않았지만 갑상선호르몬이 부족하면 에스트로겐의 활성이 떨어지고 갑상선호르몬이 지나치게 많아도 에스트로겐의 정상적인 활동을 방해합니다. 그래서 갑상선기능저하증이어도 불임이 되고 항진증이어도 불임 가능성이 높아집니다. 설령 임신이 되더라도 유산될 가능성이 있습니다.

갑상선 기능이 정상이 되면 불임은 치료가 됩니다.

갑상선 기능이 좋아지고 배란과 생리가 정상이 되면 임신 가능성은 높아집니다. 갑상선을 제거했거나 기능이 떨어지면 호르몬제를 복용하면서 수치를 조절합니다. 임신이 되려면 갑상선과 함께 자궁과 난소 치료도 병행되어야 합니다.

생리가 정상이 되면 갑상선 기능도 좋아집니다.

여성은 한 달에 한 번 생리를 하면서 많은 에너지를 소비합니다. 적게는 4일 많게는 2주까지 생리 기간에 힘들고 아픔을 겪는 여성들이 많습니다. 이 과정에서 갑상선호르몬의 요구량이 늘어납니다. 여성에게 갑상선 질환이 압도적으로 많은 것도 갑상선호르몬의 소모량이 많기 때문입니다.

자궁이 건강하고 생리가 정상인 여성들은 상대적으로 갑상선기능저하증이 적고 저하증이 생겨도 회복력이 빠릅니다. 갑상선만 치료하지 않고 생리불순과 생리전증후군을 같이 치료하면 갑상선 기능 회복이 빨라집니다.

갑상선기능항진증이 저하증으로 바뀔 수 있나요?

갑상선기능항진증을 치료하는 과정에서 저하증이 나타날 수 있습니다.

갑상선기능항진증은 혈액 내에 갑상선호르몬이 정상 범위보다 많다는 것입니다. 항진증을 줄이기 위해 갑상선호르몬의 합성을 방해하는 약물을 투여하는데 치료 초기에 고용량의 약물을 투여하면 갑상선의 합성량이 줄어들면서 갑상선기능저하 증상이 나타납니다. 갑상선기능항진증이라는 진단을 받았는데도 몸이 춥고 소화가 안 되고 피곤한 증상이 나타날 수 있습니다. 갑상선기능항진증을 치료하는 과정에서 오는 저하 증상 때문에 갑상선호르몬제를 병행해서 복용하기도 합니다.

갑상선염으로 갑상선이 부으면 갑상선기능항진증이 왔다가
갑상선기능저하증으로 바뀝니다.

산후 갑상선염이나 바이러스 침입에 의한 갑상선염은 일시적으로 갑상선호르몬이 방출되면서 항진증이 나타났다가 갑상선호르몬이 고갈되면 저하증으로 바뀝니다. 이런 경우에 증상이 경미하면 치료를 하지 않고 지켜봅니다. 시간이 경과하면서 자연적으로 치료되기도 하고 갑상선기능저하증이 지속되기도 합니다.

갑상선기능항진증 치료 후 저하증이 될 수 있습니다.

갑상선기능항진증이 심각하면 방사성동위원소 치료나 수술을 받습니다. 방사성동위원소 치료는 갑상선 세포의 기능을 퇴화시키는 치료이고 수술은 갑상선을 제거하는 것입니다. 갑상선 기능이 소실되어 영구적으로 갑상선기능저하증이 됩니다.

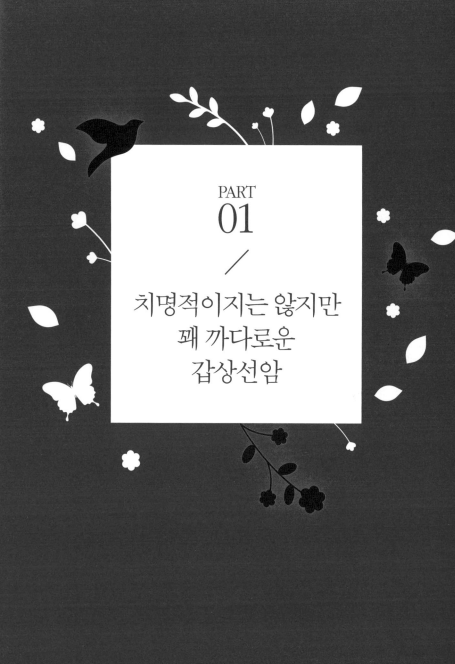

PART
01

/

치명적이지는 않지만
꽤 까다로운
갑상선암

갑상선암,
이것만은 알아두자

"갑상선암으로 수술을 받았어요."

최근 들어 갑상선암 수술을 받았다는 사람들이 자주 한의원을 방문한다. 40대 이상의 여성들이 가장 많지만 30대 미만의 미혼 여성과 20대 초반의 여성도 있다. 갑상선암 수술 후에 나타나는 여러 후유증을 치료하러 오는 것이다. 간혹 자신의 증상이 갑상선 수술과 관련이 있다는 것을 모르고 수술 병력을 말하지 않는 경우가 있는데 수술 후유증으로 여러 가지 신체 증상이 나타나거나 체중이 증가할 수도 있다.

갑상선암은 진행 속도가 느리고 수술 후 완치율이 95%가 넘기 때문에 발견되더라도 크게 걱정하지 않는다. 갑상선암의 발병률은 현대에 들어와서 점점 급증하는 추세이다. 건강검진과 의료 시스템의 발달로 조기 발견율이 높아진 원인도 있지만 좁은 사무 공간과 스트레스, 인스턴트식품 위주의 식습관이 젊은 사람들의 갑상선암 발병률을 높인다.

갑상선 결절과 갑상선암에 대해 알아두면 건강검진에서 결절이 보이거나 미세한 암이 발견되었을 때 어떻게 대처해야 할지 지혜도 생기고 암에 대한 걱정도 덜 수 있다.

| 40대 이전일수록 예후가 좋다 |

보통의 암은 젊어서 발견될수록 전파력과 성장 속도가 빠른 것이 대부분이다. 그러나 갑상선암은 어릴 때 발생하는 비율도 적지만 어릴수록 치료 예후가 좋다. 폐와 뼈에 전이되더라도 초기암으로 보기 때문에 적극적으로 치료받으면 완치될 수 있다. 갑상선암 발병률은 남성보다 여성이 5배 정도 높지만 일단 남자가 갑상선암에 걸리면 여자에 비해 예후가 안 좋으므로 수술부터 권유한다. 한국인과 일본인들의 전체 암에서 갑상선암의 비율이 높은 것은 해조류와 생선을 많이 먹는 식습관이 원인이기도 하지만 체질적인 특징도 있는 것으로 본다.

갑상선암이 갱년기 이후에 갑자기 커지거나 나이가 들어서 발생하면 위험도가 높아지므로 주기적으로 검사를 받으면서 관리하는 것이 좋다.

|갑상선 결절이 암으로 변할까?|

갑상선 결절을 가지고 있는 환자들은 검진을 받을 때마다 암으로 발전될까 봐 불안해한다. 갑상선 결절이 크더라도 양성 결절이라면 악성으로 변하지 않는다. 다만 양성 결절이 퍼져 있을 때 미세하게 악성 결절이 잠재되어 있거나 결절이 작아서 검진에 나타나지 않다가 갑자기 커지는 경우가 있으므로 주기적으로 추적 관찰을 해야 한다. 이 결절 중 5% 정도가 악성으로 발견되기 때문에 크게 걱정할 필요는 없다.

갑상선암 중 수질암은 검사로 정확하게 알 수 없기 때문에 추적 관찰과 가족력 등 다양한 방법으로 유추하는데 가족력이 있다거나 결절이 많다면 진행 상황을 관찰해야 한다.

| 한국인 갑상선암의 95%는 착한 유두암 |

갑상선암이라고 모두 동일한 성질의 암은 아니다. 발생 부위와 암세포 조직의 특징에 따라 진행과 악화 정도가 다르다. 한국인에게 많이 나타나는 갑상선암의 95%는 유두암으로 비교적 천천히 진행되면서 전파 속도도 느린 착한 암이다. 유두암 초기에는 수술을 하지 않고 관찰만 하며, 수술을 하더라도 재발할 위험이 없고 대부분 완치된다. 드물긴 하지만 수질암과 역형성암은 전이가 빠르고 공격적인 암이다. 갑상선암은 안전하다는 생각에 그냥 방치하거나 자연치료로 나으려고 하다가 갑자기 악성으로 발전해서 치료 시기를 놓치는 경우도 있다. 착한 유두암이라도 나이가 많거나 환경이 나빠지면 위험한 역형성암으로 변할 수 있다.

| 갑상선 수술, 무엇을 선택해야 할까? |

여성이라면 치료도 중요하지만 수술로 인한 상처가 평생 남는 것도 걱정이다. 갑상선암은 발병 부위와 전이 정도에 따라 부분 절제 또는 전부 절제를 한다.

초기의 갑상선암은 '내시경 갑상선 수술'이나 '다빈치 로봇 수술'

등을 통해 흉터가 남지 않도록 수술할 수 있다. 그러나 암의 부위가 넓고 림프 전이까지 있다면 깨끗이 제거하기 위해 직접 절제하는 수술을 한다.

갑상선 수술을 하고 나서 남은 암세포들이 미세하게 퍼져 있거나 혈액이나 림프로 전이되는 것을 막기 위해 방사성요오드 치료를 받는다. 방사성요오드 제제를 복용해서 갑상선암 세포만을 표적으로 죽이는 치료법이다.

| 갑상선호르몬제는 평생 먹어야 할까? |

갑상선암 수술을 하고 나면 끝나는 것이 아니라 갑상선호르몬제를 매일 꾸준히 복용해야 한다. 갑상선호르몬제를 복용하는 이유는 2가지다. 첫째는 갑상선을 제거했기 때문에 갑상선호르몬이 분비되지 않는 것을 약으로 대체하는 것이다. 둘째는 갑상선자극호르몬 수치가 높으면 갑상선암이 재발될 가능성이 있으므로 수치를 떨어뜨리기 위한 것이다. 그래서 갑상선을 부분 절제하고 갑상선호르몬 수치가 정상이더라도 추가로 호르몬제 복용을 권유한다.

| 무엇보다 중요한 후유증 관리 |

갑상선암 수술을 받고 나면 많이 피곤하거나 목소리가 안 나오고 어깨와 목 주변부가 쑤시는 등 다양한 후유증이 나타난다. 갑상선암 수술을 하면서 성대 주변부 근육이 손상되거나 림프 절제를 할 수도 있고 수술 도구가 어깨와 목 주변을 통과하면서 근육의 유착이 올 수도 있다. 정상으로 회복되는 사람도 있지만 수개월에서 수년 동안 힘든 시간을 보내는 경우도 있다. 암 수술 후에 받는 방사선치료는 자체의 후유증보다는 부종과 체중 증가, 피로 등이 회복되지 않아서 힘들기도 하다.

갑상선암 수술로 인한 후유증은 한방 치료로 좋아질 수 있다. 어혈 한약으로 수술 후 나타나는 조직의 손상과 유착을 막고 정상 조직으로 회복되는 것을 돕고, 성대와 후두를 보하는 한약으로 목소리를 회복할 수 있다. 수술 후에 남아 있는 부종과 체중, 통증 등은 부종 치료와 기를 보하는 한약을 쓰고 다양한 침과 물리치료로 해결할 수 있다.

갑상선암은 진단과 치료도 중요하지만 치료 후에 후유증 없이 정상으로 회복되어야 한다. 양방 치료와 한방 치료는 각각의 역할과 치료 목적이 있으므로 상황에 맞게 병행하면 갑상선암 수술 후에도 건강하고 활력 있는 생활을 할 수 있다.

수술보다 관리가 중요한
갑상선 결절

갑상선에 혹이 생기는 경우를 갑상선 결절이라고 한다. 40% 정도는 정밀하게 갑상선 초음파검사를 해보면 작은 결절이 보일 수 있는데, 그중 큰 결절이 검사 중 발견되는 것이다. 별다른 증상 없이 우연히 발견되는데 95%는 안전한 결절(양성 결절)이고, 5% 정도가 암(악성 결절)이므로 일단 결절이 발견되더라도 너무 불안해하거나 놀랄 필요 없다. 양성 결절은 암으로 변할 가능성이 없으며 악성이라도 자라는 속도가 느리고 전이가 심하지 않아서 수술하고 잘 관리하면 완치율이 높다.

| 증상이 없어 우연히 발견되는 갑상선 결절 |

갑상선 결절은 우연히 발견되는 경우가 대부분이다. 목이 부어 보이거나 압박감이 느껴져 검사를 해보면 갑상선 결절인 경우가 많다. 드물지만 기능성 결절의 경우 갑상선호르몬이 과다 분비되기도 하고, 갑상선 결절이 갑자기 커져서 턱이나 귀에 통증을 느끼거나 성대 근처의 신경을 자극해서 목소리가 이상하게 바뀌어서 병원을 찾아오기도 한다.

혈액검사

갑상선 기능이 정상인지 알아보고 면역항체 검사를 통해 자가면역의 활성화 정도를 진단한다. 혈중 칼시토닌의 양을 측정해서 수치가 증가하면 수질암을 의심할 수 있다.

초음파검사

갑상선 내의 작은 결절까지 알 수 있으며 특히 갑상선 혹이 물이 들어 있는 낭종인지 여부를 알아내는 데 효과적이다. 암인지를 알아낼 수는 없지만 크기나 모양을 분석해서 암 가능성을 알아보는 데 도움이 된다. 갑상선 결절의 일차적인 검사로 가장 많이 사용되며 양성 결절의 추적 관리에 핵심적으로 활용된다.

세침흡인세포검사

가는 주삿바늘을 이용해 갑상선 혹 부위를 한두 군데 찔러서 약간의 세포를 채취해 양성인지 악성인지 검사한다. 암인지 확인하기 위해 가장 먼저 하는 검사이긴 하지만 아주 정확하지는 않다.

갑상선 스캔

결절이 있고 갑상선기능항진증이 있을 때 갑상선 스캔을 한다. 결절은 대부분 별 증상이 없으나 일부 결절은 갑상선호르몬을 과다하게 분비해서 갑상선기능항진증을 유발한다. 방사성동위원소검사를 했을 때 결절 내 세포가 방사성동위원소를 섭취하는 범위와 정도를 초음파 스캔으로 보는 것이다. 방사성동위원소를 많이 섭취하는 결절을 '열결절'이라 하고, 섭취하지 않는 결절을 '냉결절'이라 부른다. '열결절'을 기능성 결절이라고도 하는데 암일 가능성은 거의 없다.

| 갑상선 결절은 어떻게 치료하는가? |

특별한 치료가 필요 없는 양성 결절

세포검사나 조직검사에서 양성 결절로 판명되면 특별한 치료를 하지 않고 주기적으로 검사를 하며 관찰한다. 혹시라도 세포검사를 통해 확실하게 알 수 없는 암일 가능성을 대비하기 위해서다. 물이 차 있는 낭종인 경우는 주사침으로 물을 빼면 크기가 줄어든다.

결절이 커서 미용상 문제가 되거나 주위 조직을 압박하면 수술을 고려한다. 결절 부위만 수술로 제거하고 남아 있는 갑상선은 제 기능을 하므로 크게 문제되지 않는다. 절제 부위가 크거나 양쪽 갑상선을 모두 절제하면 갑상선호르몬제를 복용해야 한다.

고주파를 이용한 치료

최근에 고주파를 이용한 치료가 각광받고 있다. 혹 안에 바늘을 찔러 넣고 바늘에 고주파를 흘려보내 열을 발생시켜 혹을 태우는 방법이다. 바늘로 찌르는 것뿐이라서 상처도 남지 않고 다른 부작용도 없으며 정상 조직은 남기고 결절만 태우기 때문에 호르몬 생성 기능도 정상으로 유지되는 장점이 있다. 그러나 혹이 큰 경우에는 시술을 여러 번 나눠서 받아야 하기 때문에 비용이 많이 든다.

고주파 치료는 많은 장점을 가지고 있지만 세포검사만으로 암이 아닐 가능성을 100% 확신할 수 없기 때문에 2회 이상 검사를 해서 확실히 암이 아닌 경우에만 시행한다. 여포암은 조직검사로 알 수 없으므로 여포암의 가능성이 조금이라도 있다면 갑상선 제거 수술을 해야 한다. 유두암은 대부분 림프로 전이되므로 수술을 통해 림프절을 같이 제거하는 것이 원칙이다.

결절 제거 수술

양성 결절을 수술할 때는 수술 자국을 최대한 남기지 않는 편이다. 갑상선 한쪽을 절제하는 경우에는 해당 부분을 좁게 절개하거나 겨드랑이 또는 가슴을 절개해서 피부 밑으로 내시경을 넣어 수술하므로 목에는 수술 자국이 남지 않는다. 그러나 혹이 크거나 암의 우려가 있는 경우에는 목 부위를 절개하여 수술하는 방법이 더 안전하다.

한국 여성에게 많이 나타나는
갑상선암

건강검진이 일상화되고 의료 시스템이 발달한 현대에는 갑상선암이 진행되어 여러 가지 증상이 나타나고 심각해진 상태에서 발견되는 경우보다 검진을 통해 우연히 발견되는 경우가 많다. 더불어 20대나 30대 초반에 갑상선암이 발병되는 비율도 늘고 있다.

갑상선암은 남성보다 여성에게 많이 발병하며 다른 나라에 비해 한국과 일본의 여성에게서 상대적으로 많이 나타난다.

갑상선암의 발병 원인은 지나친 요오드 섭취와 방사선의 과다 노출이다. CT 촬영으로 인한 방사선 노출이 심한 경우도 있고, 방사능에 노출된 식품을 섭취하는 것도 문제가 된다. 상대적으로 엑스레이는 조사량이 적어서 많이 찍어도 크게 영향을 미치지 않는다. 가족력도 어느 정도 영향을 미치는데 한국인에게 많은 유두암은 유전은 아니지만 집안의 체질과 식습관의 영향으로 가족 중에 갑상선암이 많다면 가능성이 높아지며, 수질암은 유전이 원인일 가능성이 높다.

| 점점 커지는 악성 결절, 갑상선암 |

초음파검사로 갑상선 결절이 발견되면 일차적으로 모양과 크기를 보고 양성과 악성 여부를 판단한다. 초음파로 봤을 때 결절 색깔이 밝고 울퉁불퉁하거나 석회화된 경우, 세로로 길쭉한 모양인 경우, 결절 속에 혈류가 많거나 림프샘이 크게 확장돼 보이면 암일 가능성이 있다고 판단해 정밀검사를 한다.

결절이 아주 작은 경우는 이런 구분이 뚜렷하지 않기 때문에 정기적으로 초음파검사를 하면서 결절이 커지는지를 관찰한다. 갑상선암은 천천히 자라기 때문에 암이더라도 오랫동안 작은 크기를 유지하기도 하므로 당장 수술을 하지는 않는다. 그러나 예상치 못한 사이에 커져서 림프에 전이될 수도 있으므로 주기적인 검진은 꼭 받는 것이 좋다.

초음파상으로는 암이 의심되지만, 세포검사에서 암세포가 발견되지 않으면 시간을 두고 재검사를 하면서 관찰한다. 보통 양성 결절이 악성으로 변하는 것은 아니지만 작은 결절인 경우에는 양성과 악성의 구분이 어렵다.

| 느리게, 천천히 나타나는 유두암 |

한국인에게 발생하는 갑상선암의 95%는 유두암이다. 여포암과 수질암, 역형성암은 발생 비율이 적지만 유두암에 비해 악성의 정도가 심하고 진행 속도도 빨라서 갑상선암이라고 무조건 안심할 수는 없다.

유두암과 여포암은 갑상선호르몬을 만들어내는 여포세포에 주로 생기는 암이다. 유두암과 여포암은 암세포이기는 하지만 정상세포와 모양도 비슷하고, 정상 세포의 기능을 어느 정도는 가지고 있어서 느리게 변화하고 천천히 나타나기 때문에 비교적 안전한 암으로 알려져 있다. 그러나 시간이 지나 유두암과 여포암이 역형성암으로 변하면 갑자기 진행이 빨라지면서 악성의 정도가 심해질수 있다. 유두암은 주로 림프절을 통해 전이되고, 여포암은 혈액을 타고 폐, 뼈, 뇌 등으로 퍼져 원격전이가 일어난다.

수질암은 갑상선의 C-세포에 발생하는 암으로 칼시토닌의 분비를 늘리며 혈액과 림프절로 전이되는 속도가 빨라서 위험하다. 수질암은 부모로부터 물려받은 RET라는 유전자에 의해 발병된다. 수질암의 경우 혈액검사를 하면 혈액 내 칼시토닌의 수치가 상승되어 있다. 초음파상 결절이 작거나 잘 보이지 않더라도 칼시토닌 수치가 높고 가족력이 있다면 수질암을 염두에 두고 검사한다.

지인샘의 갑상선 상식

갑상선암 미리 예측하기

- 20대 이하 특히 10대 이하가 갑상선 결절이 생기는 경우 암일 가능성이 높다.

- 60세 이상은 결절이 흔하게 발견되지만 암이라면 예후가 좋지 않다.

- 남자는 여자에 비해 갑상선 결절 발생률이 적지만 일단 결절이 발견되면 암일 가능성이 높다.

- 갑상선 종양이 너무 커져 기도나 식도를 눌러서 호흡 곤란이나 음식을 삼키기 어려우면 암일 가능성이 높다.

- 갑상선 종양이 단기일에 커진다면 갑상선암을 의심할 수 있지만, 며칠 사이에 커진 것은 암보다 다른 원인일 수 있다.

- 갑상선 결절이 딱딱하고 침을 삼켜도 조직이 움직이지 않으면 암일 가능성이 높다.

- 갑상선 결절 부위의 림프절이 손으로 만져질 정도로 커지면 암일 가능성이 높다.

갑상선암의
검사와 수술

병원에서 검사를 통해 갑상선 결절이 발견되면 몇 가지 과정을 거쳐 악성인지 양성인지 여부를 검사하고 갑상선암이라고 판단되면 추적 관찰을 하거나 수술을 받는다. 결절이 암일 가능성을 유추할 수 있는 몇 가지 경우의 수를 알아두면 사전에 암을 예측하는 데 도움이 된다.

• 김, 미역, 다시마 등 요오드를 과잉 섭취하는 지역에 사는 사람은 유두암이 발병할 가능성이 높다. 집안에 갑상선 질환 병력이 많다면 김, 미역, 다시마, 천일염 등이 많이 함유된 음식을 자주 먹지 않는다.
• 요오드가 부족한 내륙이나 사막에 사는 사람은 여포암이 발병할 가능성이 높다. 한국인은 요오드 결핍이 적어서 여포암의 발병률이 낮다.

- 가족 중에 갑상선암 환자가 있는 경우 발병 가능성이 4~6배 높다.
- 만성 갑상선염(하시모토갑상선염 등)이 있는 경우 갑상선암의 발병률이 3배 정도 높다.
- TSH(갑상선자극호르몬) 수치가 높은 경우 갑상선암이 발병할 가능성이 높다. 하시모토갑상선염이 있는 경우 갑상선기능저하가 지속되면서 TSH가 높은 경우가 많다.
- 갑상선기능항진이 있는 사람은 일반인에 비해 갑상선암 발병률이 6배 높다.
- 20세 이하와 60세 이상에서 결절이 생기면 암일 가능성이 높다.
- 남성에게 결절이 생기면 여성에 비해 갑상선암일 가능성이 2배 정도 높다.

위의 항목들에 해당한다면 갑상선암일 가능성을 열어두고 정밀검사를 받아야 한다.

| 갑상선암을 판별하는 검사 |

초음파검사와 세침흡인세포검사

초음파검사를 해서 결절이 발견되었다고 해도 대부분은 양성 결절일 가능성이 높다. 초음파로 나타나는 결절이 저음영, 즉 검은색이 많이 보이는 경우, 경계가 분명하고 결절 속에 석회화가 많이 보이는 경우, 혈류가 많으며 모양이 세로로 길쭉한 경우 암일 가능성을 열어두고 세침흡인세포검사를 한다.

암이 의심되더라도 결절의 크기가 0.5cm 이하라면 지켜본다. 세침흡인세포검사는 가느다란 바늘로 결절 속의 조직과 혈액을 채취해서 암세포의 유무를 살펴보는 방법이다. 세침흡인세포검사로도 30% 정도는 불확실할 수 있다.

암의 여부가 불확실하다면 채취한 검체를 가지고 개인형 유전자 검사를 해서 양성인지 악성인지, 악성이면 얼마나 공격적인지를 판단한다.

혈액 칼시토닌 검사

혈중 칼륨의 수치를 측정해서 C−세포에서 자주 발생하는 수질암의 여부를 확인하는 방법이다.

초음파(CT), 자기공명영상(MRI), 양전자단층촬영(PET/CT)

갑상선암으로 판명나면 초음파로 어느 정도 전이됐는지를 파악한다. 초음파검사로 암이 갑상선 피막을 침범했는지 주위 림프까지 전이됐는지 알 수 있다. 그러나 측경부 림프까지 전이되었는지, 더 넓은 범위로 전파됐는지를 알아보기 위해서는 전산화단층촬영이나 자기공명영상(MRI) 촬영을 하기도 한다. 주로 수술 범위를 결정하기 위한 검사이다. 양전자단층촬영(PET/CT)은 세포의 포도당 섭취량을 측정하여 암의 전이 여부를 검사하는 방법인데 대부분의 분화암에서는 별로 사용하지 않는 방법이다.

| 갑상선암은 45세 이후가 위험하다 |

갑상선암은 나이가 젊을수록 예후가 좋기 때문에 45세 이전 환자는 폐와 뼈로 전이됐더라도 병기는 1~2기로 구분한다.

45세 이후에 발견되는 갑상선암 병기 분류

- **1기** : 2cm 크기로 갑상선 안에만 있고 림프 전이가 없음
- **2기** : 3~4cm 크기로 림프샘 전이가 없음
- **3기** : 4cm 이상으로 목 앞쪽 림프샘까지 전이
- **4-a기** : 목 측면, 후두신경과 기도, 식도까지 전이
- **4-b기** : 척추근막과 동맥, 종격동 혈관까지 침범
- **4-c기** : 원격전이가 된 경우

| 일차적 치료법, 수술 |

갑상선암이 발생하면 맨 먼저 수술로 암세포와 주변 조직, 림프샘을 제거하는 수술을 한다. 수술로 일차적인 제거를 하고 나면 미세하게 퍼져 있는 암세포를 제거하고 혈액으로 전이되는 것을 막기 위해 방사성요오드 치료를 한다.

갑상선암 수술법 : 갑상선 반절제, 근절제, 전절제

갑상선암을 수술하는 방법은 암의 침범 범위에 따라 반절제술, 근절제술, 전절제술이 있다. 반절제술은 갑상선을 반만 남기고 절제하는 방법으로 암의 크기가 1cm 이하이고 림프샘 전이가 없는 초기에 시행한다. 수술 후에도 갑상선이 제 기능을 할 수는 있지만 제거하지 않은 갑상선에서 암이 재발할 가능성이 있다. 여포암이나 수질암으로 의심되면 무조건 전절제를 한다.

근절제술은 부갑상선이나 성대 신경 근처 약 1g 정도를 남기고 제거하는 수술이다. 전절제술은 갑상선암이 크고 림프샘까지 침범한 경우에 한다. 유두암일 때는 림프샘 전이가 자주 있으므로 전절제를 할 때 목 앞쪽의 림프샘도 같이 절제하는 경우가 많다. 림프에 전이되고 나서 이차적으로 수술하는 것은 위험하므로 안전하게 첫 수술에서 모두 제거하는 것이다.

내시경 수술

갑상선암 수술은 예후가 좋고 완치율도 높지만 일단 수술하면 평생 목 부위에 수술 자국이 남는다. 젊은 여성들은 이러한 문제로 스트레스를 받을 수 있기에 대안으로 나온 방법이 내시경 갑상선 수술이다. 가슴의 안측 유륜이나 겨드랑이를 절개하고 내시경을 삽입해서 수술하는데 미용상 좋은 결과를 보여준다. 그러나 갑상선 주변에는 수많은 신경과 혈관이 분포되어 있기 때문에 암세포 조직이 넓고 주변으로 퍼진 경우에는 깔끔하게 제거하는 데 제약이 있다. 암세포 조직이 작고 림프로 전이되지 않은 초기암에서만 내시경 수술을 한다.

다빈치 로봇 수술

내시경 수술의 한계를 극복하기 위해 개발된 다빈치 로봇 수술은 몸에 구멍을 여러 개 뚫고 3차원 영상 카메라와 로봇팔을 이용해 정교하게 수술하는 방법이다. 목에 수술 자국이 남지 않고, 사람의 손이 닿지 않는 부분까지 수술이 가능하며 정확하고 정교해서 전 세계에서 많이 활용되고 있다. 수술 자국이 남지 않아 젊은 여성들이 선호한다.

수술 후에 필요한
방사선치료

갑상선암 수술을 하고 나서 방사선치료를 한다고 하면 겁부터 나기 쉽다. 몸이 힘들지 않을까, 다른 부작용이 생기지는 않을까, 여러 가지 걱정이 몰려온다. 갑상선암 수술을 했다고 해서 모든 환자가 방사선치료를 받는 것은 아니다. 갑상선암이 초기이면서 크기가 작고 전이 가능성이 낮다면 방사선치료를 받지 않을 수 있다. 방사선치료를 받더라도 갑상선암의 경우 부작용이 심하지 않은 편이다.

| 미세한 암세포를 제거하는 법 |

갑상선 세포는 갑상선호르몬을 만들 때 요오드를 주재료로 사용한다. 우리가 섭취한 식품 중에 요오드 성분만 추출해서 흡수하는데 이런 특징을 이용해서 치료하는 방법이 방사성요오드 치료법이다.

요오드 분자 중에 방사능을 내는 동위원소인 방사성요오드를 약물로 섭취하면 갑상선암 세포가 이를 흡수하고 요오드 원자가 방사능을 이용해서 암세포를 파괴한다. 요오드는 오직 갑상선 세포만 흡수하기 때문에 갑상선 세포만을 선택적으로 파괴하며 다른 조직에는 해를 끼치지 않는다. 다만 방사능이 섭취와 배출 과정에서 약하게 다른 장기에 영향을 미칠 수 있다.

수술을 하고 나서 방사선치료를 받는 이유는 제거되지 않은 미세한 가루처럼 갑상선에 퍼져 있거나 림프, 혈액, 기타 조직에 퍼져 있는 암세포를 제거하기 위한 것이다. 갑상선암이 퍼진 정도에 따라 방사성요오드 치료의 용량과 횟수가 결정된다. 수술 후 티로글로불린을 측정하여 재발 여부를 확인한 후 방사성요오드 치료를 한다.

방사성요오드 치료가 효과를 나타내려면 암세포가 요오드를 흡수하는 특성이 있어야 한다. 유두암과 여포암은 방사성요오드 치료가 효과적이지만, 역형성암이나 수질암은 요오드를 흡수하지 않기 때문에 효과를 볼 수 없다.

| 방사성요오드 치료의 부작용 |

임산부나 수유 중인 환자는 방사능이 태아나 아이에게 영향을 줄 수 있기 때문에 방사성요오드 치료를 금기한다. 폐 전이가 심하거나 골수 기능 저하, 침샘 기능 저하가 있는 사람도 방사성요오드 치료가 힘들 수 있다. 이런 경우에는 신중하게 전문의와 상의하여 치료 방법을 선택한다.

방사성요오드 치료의 효과를 높이려면 갑상선자극호르몬의 수치를 높이기 위해서 복용하던 갑상선호르몬제를 일시적으로 중단해야 하는데 이로 인해 갑상선기능저하증이 올 수 있다. 몸이 무겁고 피곤을 많이 느끼면서 몸이 붓고 체중이 증가할 수 있다. 소화가 안 되거나 추위를 느끼고 생리불순이 오기도 한다.

방사성요오드를 섭취하면 주로 갑상선 조직과 갑상선암에 흡수되지만 소량은 침샘, 눈물샘, 위점막, 간 등에도 흡수되어 침샘이 붓거나 입맛이 변하고 위염과 간 피로 등의 증상이 나타나기도 한다. 이 증상들은 치료 과정에만 나타나고 치료 후 회복되면 다시 정상으로 돌아온다.

| 치료 전에 필요한 저요오드 식이법 |

방사성요오드 제제를 복용하여 암세포를 제거하려면 암세포가 방
사성요오드를 충분히 흡수해야 한다. 흡수율을 높이는 방법은 갑
상선자극호르몬(TSH) 수치를 올리는 것과 저요오드 식사를 해서 체
내에 요오드 양을 줄이는 것이 있다. 갑상선자극호르몬 수치를 올
리는 방법은 합성된 갑상선자극호르몬제(rhTSH)를 주사하는 것인
데, 보험 적용이 되지 않아 가격이 비싼 단점이 있다. 주로 복용 중
인 갑상선호르몬 제제를 중단하여 갑상선자극호르몬 수치를 올리
는 방법을 많이 사용한다.

　방사성요오드 치료를 하기 1~2주 전부터는 '저요오드 식사'를
해서 혈액 내 요오드 수치를 낮춰 갑상선 세포에 방사성요오드가
최대한 효과적으로 흡수되도록 만든다.

저요오드 식이법

- 요오드를 함유한 약물, 영양제, 건강식품 등의 섭취를 피한다.
- 요오드가 포함된 구강세정제, 질 세정제, 베타딘 드레싱 등의 사
  용을 중단한다.
- 해조류와 어패류를 섭취하지 않는다.
  해조류 : 미역, 다시마, 김, 파래 등 바다에서 나는 해조류와 이

것이 함유된 음식

어패류 : 생선, 건어물, 조개류, 젓갈 등과 이것을 원료로 만든
가공식품

- 요오드가 함유된 소금
- 요오드가 첨가된 수입 소금, 천일염, 구운 소금, 죽염
- 천일염이 함유된 식품(천일염이 아닌 소금으로 만든 음식은 섭취가 가능
  하다)
- 된장, 간장, 고추장, 김치류, 장아찌, 액젓류
- 달걀노른자, 우유, 유제품을 가급적 섭취하지 않는다.
- 가공식품, 수입 식품, 라면, 인스턴트식품 등의 섭취를 피한다.
- 적색 식용 색소가 첨가된 사탕, 과일 주스, 시리얼, 과자 등은 가
  급적 섭취하지 않는다.
- 요오드가 함유된 비타민과 영양제를 섭취하지 않는다.

저요오드 식이는 요오드의 함유량이 높은 음식을 최대한 섭취하
지 않는 식사 방법이다. 저요오드 식이는 방사성요오드 치료를 하
는 기간에만 지키면 되고 이후에는 정상적인 식사를 해도 된다.

방사성요오드 치료는
안전할까?

방사선치료를 하면 부작용이나 다른 장기에 영향을 미칠까 봐 걱정하는 사람들이 많다. 방사성요오드 치료는 일부 증상들이 발생하기는 하지만 충분히 치료가 가능하고 한두 회의 방사선치료로 다른 장기에 암이 발생할 위험은 없는 것으로 알려져 있다. 하지만 고용량의 방사성요오드 치료를 반복하면 다른 장기에 누적되어 이차적인 암이 발생할 가능성도 있는 만큼 초기에 발견하고 적극적인 치료를 받는 것이 부작용을 최소화하는 방법이다.

| 임산부는 피해야 한다 |

방사선치료는 태아나 아기에게 방사능의 영향을 미칠 수 있다. 임신 중에 갑상선암이 발견되면 일단 출산 후까지 진행 경과를 지켜보고 출산 후에 치료한다. 가임기 여성은 꼭 임신 여부를 확인하고 임신이라면 치료를 연기해야 한다. 방사성요오드 치료 후 6개월간은 임신을 피하고 이후 의사와 상의한 후에 임신한다. 수유 중인 여성이라면 방사성요오드 치료 2~3개월 전부터 모유를 끊고 치료 후에도 수유를 하지 않는다. 방사선치료 후 1년 이상 지나서 임신을 하면 수유를 해도 괜찮다. 남자도 방사선치료를 한 후 최소 3개월 이후에 임신을 하는 것이 좋다.

| 방사성요오드는 얼마나 투여하는가? |

방사성요오드 치료와 관리는 투여 용량에 따라 차이가 있다.

저용량(30mCi 이하)인 경우

4시간 전부터 금식을 하고 병원 내의 핵의학과에서 동위원소 캡슐이나 수액을 물과 함께 복용하고 귀가한다. 투약 후 2시간 이후부터는 음식 섭취가 가능하며 물을 많이 마셔서 소변을 자주 보는 것이 좋다.

고용량(30mCi 이상)인 경우

고용량의 방사성요오드를 복용하면 타인에게 방사선 피해를 줄 수 있으므로 입원을 하고 면회가 허용되지 않는다. 입원 기간에 물이나 음료를 많이 섭취하여 소변을 자주 봐야 하고, 소변을 본 뒤에는 방사선 피폭을 대비해 반드시 물을 내려야 한다. 몸에서 나오는 방사선 양을 측정하고 나서 퇴원을 결정한다.

| 방사성요오드 치료, 이것은 주의하자 |

섭취한 방사성요오드는 위장관에 흡수되어 체내 혈액을 통해 갑상선 세포에 흡수되고 남은 요오드는 소변으로 배출된다. 이 과정에서 주변 장기에 방사선으로 인한 영향을 미칠 수 있다.

대표적으로 침샘이 붓고, 피로와 구토, 입맛의 변화, 위염 등의 증상이 나타나는 경우가 있다. 이러한 증상들은 일시적이기 때문에 시술 전후로 충분한 수면과 휴식을 취하면서 마음을 편안히 가지고 부작용에 너무 신경 쓰지 않는 것이 좋다.

방사성요오드 치료를 하고 나면 수분 섭취를 많이 해서 방사성요오드를 소변으로 빨리 배출하는 것이 좋다. 침샘이 부어서 침이 마르므로 레몬 주스나 신맛 나는 음식을 섭취하거나 껌을 자주 씹어서 침샘 분비를 촉진하는 것도 도움이 된다. 방사성요오드를 섭취하고 나서 메스꺼운 증상이 나타나면 일부러 구토하기보다는 신선한 바람을 쐬고 위장관 활동이 원활하도록 가벼운 운동을 한다. 피로감과 몸살기나 전신이 붓는 것은 갑상선호르몬제를 끊어서 나타나는 갑상선기능저하 증상이다. 치료가 끝난 후 다시 갑상선호르몬제를 복용하면 호전되지만 그 전에는 이러한 피로감을 어느 정도는 받아들이고 무리하지 말고 몸을 푹 쉬면서 안정된 생활을 하는 것이 좋다.

방사성요오드 치료를 하고 나서 주변에 피폭되지 않도록 주의해야 한다. 방사성요오드를 투여하면 환자 본인의 몸에는 많지 않지만 투과 방사선이 주변에 영향을 미칠 수 있다. 투여 후 병원에서 주의 사항을 알려주면 자세히 숙지하고 지켜야 한다.

방사성요오드 투여 후 기본 수칙

• 방사성요오드 투여 후 일주일간은 주변 사람과 거리를 둔다.
• 7세 이하의 아이와는 한 방에서 자지 않고 평소에도 거리를 둔다.
• 수유는 금지한다.

- 투여 후 일주일 정도는 스킨십이나 성관계를 피한다.
- 방사선은 소변, 대변, 침, 땀 등을 통해 몸 밖으로 배출된다.
- 소변을 자주 보고, 주변에 튀지 않도록 주의하며 물을 반드시 내린다.
- 손으로 만진 물건은 닦아주고, 사용한 식기는 바로 세척한다.
- 의복이나 사용한 수건들은 즉시 일반 옷들과 구분해서 세탁한다.

갑상선호르몬제,
평생 먹어야 하는가?

보통 암 수술을 하고 회복이 되면 다시 예전처럼 즐겁게 생활할 수 있을 것이라고 생각한다. 어느 날 건강검진을 받다가 우연히 갑상선암을 발견하고 초기라서 문제없을 줄 알았는데 평생 갑상선호르몬제를 먹어야 한다는 말을 들으면 기가 막힐 노릇이다.

'그까짓 호르몬제 안 먹으면 어때?' '이제 수술한 지도 오래됐으니 안 먹어도 괜찮겠지?'라며 먹지 않는 사람들이 종종 있다. 병원에서 갑상선호르몬제의 작용에 대해 충분히 설명을 들었더라도 무조건 약은 안 먹는 것이 좋다는 생각으로 끊어버리는 사람들도 있다.

| 갑상선호르몬 수치를 조절해야 한다 |

갑상선암이 초기이고 나이가 젊다면 지켜보면서 관찰을 하는데 크기가 크거나 주변으로 전이됐다면 수술을 할 수밖에 없다. 갑상선암 수술을 하고 나면 갑상선호르몬 분비 기능이 줄어들거나 상실되므로 갑상선호르몬제를 복용해서 보충해야 한다. 또 다른 목적으로 갑상선암의 재발을 방지하기 위해 갑상선자극호르몬의 수치를 낮추려면 갑상선호르몬이 평균보다 많아야 하기 때문에 기본 용량보다 초과해서 복용하기도 한다.

갑상선호르몬제를 복용하지 않으면 피로감이나 전신이 쑤시고 아픈 증상, 몸이 붓는 느낌, 체중이 늘어나는 증상 등이 발생한다. 이런 증상들은 수술 후유증일 수도 있지만 대체로 갑상선의 기능이 떨어져서 나타나는 증상인 경우가 많다. 수술 후에도 주기적으로 호르몬 수치를 점검하면서 갑상선호르몬제를 적절히 복용하는 것이 중요하다. 보통 복용하는 갑상선호르몬제는 인체에서 분비하는 갑상선호르몬과 성분이 같으므로 호르몬제를 복용하는 것에 따른 부작용은 적다. 다만 자체적으로 조절하는 것보다는 외부에서 공급되기 때문에 용량 조절이 안 된다는 점과 소화 흡수 과정에서 100퍼센트 효율을 낼 수 없다는 단점이 있다.

갑상선암 수술을 하면
나타나는 증상들

갑상선암 수술을 하고 나면 초기에는 목소리가 안 나오고 음식을 삼키기도 힘들며 목부터 어깨, 가슴까지 감각이 없고 당기는 통증을 느끼게 된다. 수술 후 시간이 지나면서 빨리 호전되기도 하지만 사람에 따라 불편한 느낌이 수개월에서 1년까지 계속되기도 한다.

　내시경이나 로봇을 이용해서 수술하는 경우는 겨드랑이 안쪽을 지나 어깨와 쇄골, 목에 이르는 부분을 통해 수술하기 때문에 이 부위가 당기거나 어깨가 아프고 손이 저리는 등의 부작용이 발생할 수 있다.

| 저칼슘혈증, 손발 저림 |

갑상선암 수술을 할 때 부갑상선까지 절제하면 부갑상선의 칼슘 조절 기능이 떨어져서 저칼슘혈증이 온다. 저칼슘혈증이 오면 손발이 저리거나 마비되는 느낌, 입 주변이 얼얼한 느낌이 드는데 심하면 손에 경련이 나타나기도 한다. 칼슘 주사제나 약을 복용하거나 비타민D를 복용하면 호전된다.

| 피로, 부종, 체중 증가 |

갑상선암 수술을 하고 나서 회복이 안 되고 오랫동안 피로로 힘들어하는 환자들이 있다. 체력이 약해서 그런 경우도 있고, 수술을 하고 충분한 회복기를 갖지 못하고 바로 일을 해서 그럴 수도 있다.

갑상선암 수술을 한 뒤 방사선요오드 치료에 들어가면 복용 중이던 갑상선호르몬제를 일시적으로 끊는다. 이 기간에 일시적인 갑상선기능저하증으로 몸이 붓고 보통 6~8kg 정도 체중이 늘어난다. 치료가 끝나고 나서 다시 호르몬제를 복용하고 컨디션이 회복되면 정상 체중으로 돌아가기도 하지만 늘어난 체중이 빠지지 않고 조금씩 더 늘어나는 경우도 있다.

| 목소리 변화, 쉰 목소리 |

갑상선암이 성대 주변까지 침범해서 성대를 제거하거나 성대 주변 조직을 많이 절개하면 목소리가 안 나오고 음식을 잘 삼키지 못하며 고음을 내지 못한다. 종양이 신경을 침범해서 목소리 지배 신경을 절단한 경우에는 1년이 지나도 쉰 목소리가 나오거나 목소리가 변형된다. 이런 경우에는 성대 수술을 해서 목소리를 찾을 수 있다.

| 경미한 갑상선기능저하 증상 |

갑상선암 수술로 갑상선을 제거하면 평생 갑상선호르몬제에 의존해서 살아가야 한다. 갑상선호르몬제에 적응하면 회복이 빠르고 예전처럼 다시 활기차게 일할 수 있지만, 갑상선호르몬제를 잘 소화시키지 못하고 몸에서 활용하는 능력이 떨어지면 갑상선기능저하 증상을 경미하게 느끼게 된다. 추위를 타고 체력이 떨어지며 소화가 안 되고 잘 체하는 등 전에 없던 증상들이 발생할 수 있다.

| 어깨나 목의 통증 |

로봇 수술을 하고 나서 어깨가 아프고 목이 당기거나 손발이 저리다고 하는 경우가 있다. 보통은 수술 후 몇 개월에서 1년 정도 지나면 좋아지지만, 수술한 주변부 근육이 유착되면 불편감이 지속될 수 있다. 수술 초기에 불편한 부위를 자주 마사지를 해주거나 따뜻한 찜질을 해주고 스트레칭을 해주면서 근육의 회복을 도와주어야 한다.

| 기침과 잦은 감기 |

갑상선암의 침범 부위가 커서 림프까지 절제하고 나면 면역력이 떨어져서 감기에 걸려도 잘 낫지 않고 특히 수개월간 기침과 가래가 없어지지 않기도 한다. 한번 후두가 손상되면 이후에도 반복적으로 기침이 발생하고 오래되면 만성적인 기관지 손상이 오기도 한다.

갑상선암은 재발 위험은 적지만 초기의 가벼운 암이나 체력이 좋은 젊은 나이가 아닌 한 수술 후유증으로 삶의 질이 떨어진다. 수술 전의 체력과 암의 전이 정도, 암이 발생하기 전 노동의 강도 등에 따라 후유증을 이겨내는 정도가 다양하다.

후유증을 빨리 이겨내고 정상적인 삶으로 돌아가려면 개인적인 노력도 중요하지만 그에 앞서 회복을 앞당기는 치료가 필요하다. 한약 치료와 한방 시술은 이러한 후유증을 없애고 몸을 회복하는 데 좋은 효과가 있으며, 증상의 종류와 체력, 체질에 맞는 다양한 치료가 가능하다.

지인쌤의 TIP

갑상선암 수술 후
편도가 자주 붓고 아플 때 먹는 약재

길경, 감초 갑상선암 수술 후 면역력이 떨어져서 편도가 자주 붓고 아플 수 있다. 길경은 도라지 뿌리를 말린 약재로 부은 편도를 가라앉히고 화농을 제거하는 효과가 있다. 감초는 염증을 줄여주며 통증을 완화하는 효과가 있다. 길경 12g, 감초 6g을 포트에 넣고 차처럼 달여 마신다. 약맛이 쓰다면 꿀을 넣어서 먹으면 좋고 증상이 심하다면 작약 6g을 같이 넣어도 좋다.

갑상선암 수술 후
가래가 나오고 기침이 멈추지 않을 때 먹는 약재

오미자차 갑상선암 수술을 하고 끈적한 가래가 나오며 잔기침을 계속할 때 오미자차를 마시면 도움이 된다. 오미자액을 물에 타서 마시거나 말린 오미자를 차로 끓여 마신다. 진하게 달여서 자주 마셔야 효과가 좋다. 기침할 때 가슴 통증이 심하다면 대추를 같이 넣고 달여 마신다.

수술로 망가진 몸을 회복하는
한방 치료

현대의학은 모든 질병의 원인을 철저히 파헤쳐서 문제가 생기지 않도록 해결하는 의학이다. 그러나 제거와 치료만으로는 모든 문제가 해결되지 않는다. 팔이 썩어서 자르고 나면 평생 없는 팔에서 통증이 느껴지고 팔 없이 살아가야 하듯이 갑상선 제거 수술을 받고 나면 오랜 기간 후유증에 시달리는 사람들이 많다. 한방 치료는 이러한 갑상선암 수술 후유증으로 힘들어하는 사람들이 몸을 회복하는 데 효과적이다.

| 수술 부위의 가슴과 목 통증 |

갑상선암 수술을 하면 가슴이 당기고 감각이 없으며 음식을 먹기 힘들고 목과 겨드랑이까지 통증을 느끼는 경우가 많다.

한방치료 수술 부위의 어혈을 풀어주고 유착된 근육과 피부 회복을 도와주는 한약을 복용하면서 수술 부위에 침 치료와 물리치료를 받으면 회복이 빠르고 유착이 고착되는 것을 막을 수 있다.

| 수술 후 목소리가 안 나오고 목이 자주 쉰다 |

수술 시 성대 주변부까지 조직을 제거하면 성대가 회복되지 않거나 자주 피로를 느끼게 된다.

한방치료 성대의 피로를 없애고 건조해지지 않고 부드럽게 작용하도록 풀어주는 침 치료를 하면서 성대와 기관지를 보해주는 한약을 처방하면 쉰 목소리가 나오지 않고 말을 많이 해도 목이 건조하거나 피로한 증상이 줄어든다.

| 부종이 생기고 체중이 늘어난다 |

갑상선암 수술을 하고 나면 갑상선기능저하 증상이 오면서 갑상선 호르몬제로도 회복이 되지 않는 시기가 있다. 수술 후 방사성요오드 치료까지 받으면 갑상선기능저하 증상이 심해져서 이 기간에 체중이 8~10kg까지 늘어나고 시간이 지나도 빠지지 않는다.

수술 과정이나 이후에 늘어난 체중은 정상적인 체중이 아니라 후유증으로 인한 부종인 경우가 많다. 농도가 강한 부종 치료 한약으로 부종을 제거하고 전체 대사율을 올려서 인체가 스스로 부종과 세포 간 노폐물을 배출하도록 만들어서 체중을 줄인다.

| 온도에 민감하고 피로감이 심하다 |

갑상선암 수술을 하고 나서 추위와 더위에 민감해지고 피로를 심하게 느낄 수 있다.

체질에 따라 손발이 찬 사람은 열한 약으로 따뜻하게 하고, 더위와 추위를 모두 타는 사람은 혈액순환을 원활하게 해서 체온 분포가 잘되도록 치료하며 기혈보약으로 전신의 기운을 회복해서 피로를 풀어준다.

| 잦은 감기와 멈추지 않는 기침 |

갑상선암이 림프까지 전이되었거나 전이가 예상되면 림프까지 제거하는 수술을 받는다. 이런 경우 외부 바이러스에 대한 면역력이 떨어지면서 자주 감기에 걸리고 기침을 심하게 하면서 멈추지 못하는 증상이 생긴다.

한방치료 약해진 후두의 섬모세포가 적은 자극에도 예민하게 반응하면서 기침이 심해진다. 후두가 예민해지지 않도록 후두세포를 진정시키고 외부 바이러스에 대한 방어력이 좋아지도록 폐와 기관지를 보하는 처방을 한다. 기침은 짧은 기간의 한방 치료로 좋은 효과를 볼 수 있다.

수술은 인체에 적이 공격해서 자기 살을 떼어내는 것과 같다. 우리 인체는 이러한 손상을 빠르게 회복하려고 하는데 이 기간에는 몸도 푹 쉬고 영양이 풍부한 음식으로 소식을 하는 것이 좋다. 인체가 모든 에너지를 회복에 사용할 수 있도록 일은 당분간 쉬거나 줄이고 운동도 하지 않는 편이 낫다. 평소 몸이 너무 약했거나 과로한 사람은 스스로 회복하는 데 시간이 걸리고 후유증도 오래간다. 한방에서는 빠른 회복을 위해 강한 영양 성분과 증상별 약을 결합해서 치료하므로 갑상선과 관련 없어 보이는 전신의 증상들을 회복하는 데 뛰어난 효과를 보인다.

갑상선암 수술을 한 후 3년이 지나도록 몸이 회복되지 않아서 내원한 환자가 있었다. 50대 초반 여성이었는데 26세에 아이를 낳고 다 키울 때까지 직장을 쉰 적이 없다.

50세에 몸이 너무 힘들어서 검사를 받았는데 갑상선암이 발견되었다. 이미 림프까지 침범한 상태여서 갑상선 전부와 우측 림프를 절제하는 수술을 받았다. 키가 158cm에 58kg인데 수술한 뒤부터 몸이 너무 피곤하고 감기에 잘 걸린다고 했다. 한번 감기에 걸리면 기침을 반복적으로 해서 밤새 기침을 한 적도 있다는 것이었다.

수술 후 3년이 지났는데도 몸이 힘들어서 설거지만 해도 눕고 싶고, 우측 어깨와 목 부분이 늘 당기고 아픈 통증이 있었다. 말을 하기도 힘들어 숨을 헐떡이며 작은 소리로 말해야 했고, 수술 후 8kg이나 늘어난 체중이 안 빠져서 몸이 늘 무거운 상태였다.

한방치료 이 환자는 몸이 혹사당한 상태에서 암이 발견되었고 부위도 넓어서 수술로 인한 충격이 큰 것이 가장 큰 문제였다. 림프 제거로 인한 면역력 저하와 기관지 기능의 손상은 수술 후 나타난 증상이었다. 기관지가 손상되면 폐 기능이 약해지고 원활한 호흡으로 에너지를 만드는 기능이 떨어져서 만성피로를 느낀다. 부종, 혈액순환, 어깨 통증 등은 부가적인 증상이다.

1차 처방으로 기초체력을 올려주는 보약과 기침을 멈추고 기관지를 건강하게 하는 기관지 보약을 처방했다. 2차 처방으로 몸을 따뜻하게 하고 부종을 없애며 전신을 순환시키는 약을 처방했다. 2가지 약을 매일 복용한 지 한 달이 지나서 기침은 반으로 줄었고 부기가 빠졌으며 몸의 피로는 30% 정도 회복되었다. 그다음으로 피로와 근육통을 줄이는 약을 처방했고, 3개월 복약 후부터 피로감이 줄고 외출과 간단한 외부 업무가 가능한 상태가 되었다. 체중은 8kg 감량했고 기침을 안 하고 목소리가 좋아졌으며 일상생활이 힘들지 않은 몸 상태가 되었다.

치 료 사 례 2

갑상선암 수술을 두 번 받은 30대 여성이었다. 20대 초반에 우연히 갑상선암이 발견되었는데 수술을 하고 바로 회복되었다. 이후 결혼하고 아이를 낳고 나서 재발되었는데 암세포가 여기저기 퍼져 있어서 다시 수술하고 방사선치료까지 받으면서 체력이 많이 떨어졌다. 수술한 지 1년이 지났는데도 몸이 완전히 회복되지 않아 힘든 상태인데 육아를 하면서 직장을 다니다 보니 몸을 돌볼 겨를이 없어 한약이나 먹어볼까 하는 마음으로 내원했다.

한방치료 피부가 흰 편이고 소음형이라서 추위를 잘 타고 소화기도 약한 편이었다. 자주 어지럽고 위염도 있으면서 생리통도 심했다. 우선 기를 보하면서 몸을 따뜻하게 하는 자강탕, 위염과 생리통을 치료하는 치비탕을 처방했다. 한약을 복용하면서 단백질을 많이 섭취하고 탄수화물을 줄이는 식단을 병행하여 체력이 좋아지고 자주 피곤하던 증상이 많이 호전되었다. 두 달째는 빈혈과 생리불순을 치료하면서 암 치료 기간 동안 늘어난 체중을 감량하는 다이어트를 병행했다. 다이어트라고 무조건 굶고 몸을 축내는 한약이 들어가는 것이 아니라 하복부에 뭉쳐 있는 노폐물과 어혈을 풀어주고 전신의 지방이 골고루 분해되는 순환 약이 들어가면 체지방이 천천히 분해되면서 체중이 감소한다.

본래 체력이 약한 편이라서 단백질 섭취를 꾸준히 하면서 근력운동을 주 1~2회 정도 해서 근육을 만들고 주말에는 쌓인 피로를 풀도록 지도했다. 육아와 야근으로 늘 피곤하지만 전보다는 많이 건강해졌고 일상생활도 즐겁게 할 수 있는 상태가 되었다.

치 료 사 례 3

멀리 광주에서 자수가 놓인 하얀 한복을 곱게 차려입은 53세의 여성이 내원했다. 취미로 국악을 배우다 갑상선암 수술을 한 뒤부터 목소리가 나오지 않아 노래를 못 하고 있었다. 집 안에 가만히 있는 편이 아니고 여기저기 배우러 다니는 것을 좋아하는 성격이었다. 수술을 한 뒤부터는 30분만 외출해도 힘들고 목소리도 안 나와서 거의 집에만 있으니 우울증까지 온 상태였다. 갱년기로 얼굴은 덥고 발은 차며 얼굴과 상체가 많이 부어 있고, 팔다리와 근육이 저리고 쑤시는 증상도 있었다.

한방 치료

여성의 체력이 가장 빨리 떨어지는 갱년기가 되면 갑상선 질환이 갑자기 악화될 수 있다. 갑상선암도 이 시기에 급격히 자라서 수술할 정도로 커진다. 이 환자는 갱년기 스트레스를 풀려고 무리하게 노래를 배우다 갑상선암이 커진 것으로 보인다.

자강탕으로 성대의 염증을 진정시키고 기관지와 폐를 보하는 한약을 처방하고 치비탕으로 얼굴로 올라가는 열을 내리고 하체를 따뜻하게 하여 전신의 기혈이 잘 순환되도록 처방했다. 치료한 지 한 달이 되어도 큰 변화 없다가 두 달째부터 목소리가 나오고 2시간 정도 외출을 해도 힘들지 않은 상태가 되었다. 손발이 저리는 증상과 성대와 기관지를 보하는 처방을 하여 2개월간 추가로 치료하고 나서 큰 불편 없이 일상생활을 할 수 있게 되었다. 갑상선암 수술을 했기 때문에 갑상선호르몬제는 평생 복용해야 하지만 수술로 인한 후유증은 없어서 생활하는 데 별 지장이 없는 상태가 되었다.

갑상선암 수술 후
회복을 빠르게 하는 약재

동충하초 중국 쓰촨성에서 채취하는 버섯류인데 위는 벌레처럼 보이고 아래는 버섯의 균사체처럼 생겨서 붙여진 이름이다. 모든 종류의 암수술 후에 복용하면 회복을 빠르게 하고 재발을 막는다고 알려진 약재이다. 동충하초를 구하기 어렵다면 자하거 약침을 활용하거나 자하거를 다른 한약과 같이 달여서 복용하기도 하는데, 수술 후 어혈을 제거하고 기력을 회복하는 데 좋다.

인삼, 황기, 당귀 인삼과 황기는 기력을 회복해주고 당귀는 수술 후 어혈과 빈혈 증상을 줄여주는 효과가 있다. 황기와 당귀는 시중에서 쉽게 구할 수 있는 약재이다.

녹용 보양 성분이 강하게 응축된 고가의 약재로 그 자체만으로도 강한 보약의 효과가 있지만 여러 약재를 같이 넣어서 달여 먹어도 좋다.

갑상선암 수술 후
한약을 먹어도 되나요?

갑상선암 수술 후 한약을 복용하면 회복이 빠르고 수술로 인한 후유증을 줄일 수 있다. 갑상선암 수술 후 2주가 지난 다음부터 한약을 복용하면 되고 방사선치료를 앞두고 있다면 치료가 끝난 다음에 복용하는 것이 좋다.

체질과 후유증에 따라 한약 처방이 다르기 때문에 진료 없이 처방받거나 건강원에서 보양탕을 구입해서 복용하는 것은 좋지 않다. 수술 후 초기에는 어혈과 회복 위주로 처방을 하고 이후에는 후유증 위주로 처방하기 때문에 치료 시기에 따라 처방이 다를 수 있다.

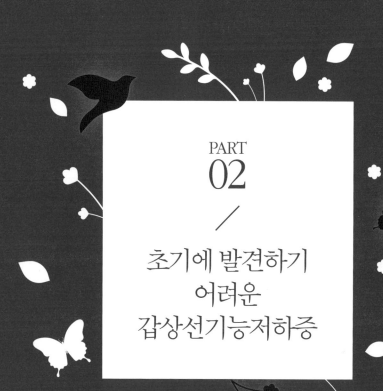

PART
02

초기에 발견하기
어려운
갑상선기능저하증

관리만 잘해도 문제없는
갑상선기능저하증

'생리 때도 아닌데 너무 피곤하다. 일이 많지도 않고, 야근도 안 했는데 몸이 처지고 아침에 일어나기가 힘들다. 짜증도 자주 나고 우울하기도 하다. 가끔 이럴 때도 있었지만 이번에는 좀처럼 나아지지 않는다. 게다가 체중이 야금야금 늘고 있다.'

이런 증상이 있어도 처음에는 갑상선 문제라고 생각하지 못한다. 갑상선기능저하증은 초기에는 전혀 모르다가 증상이 점점 악화되어서야 발견된다.

한 달에 10kg씩 3개월 만에 30kg이 늘었다. 아침만 되면 온몸이 통통 붓고 일어나려면 온몸이 천근만근이다. 퇴근하고 집에 돌아오면 그냥 쓰러져서 일어나기 싫다. 억지로라도 운동을 하면 오히려 더 붓고 근육이 쑤시고 아프다. 혹시나 하고 병원에서 검사해보니 '갑상선기능저하증'이라고 한다. 호르몬제를 처방받아 나오기는 했지만, 언제부터 시작되었는지, 완치는 되는 건지, 무엇 때문인지 궁금증이 한가득이다. 속 시원히 친절하게 설명해주는 의사를 만나면 정말 운이 좋은 것이다. 대부분의 의사들은 더 심각한 환자가 많기에 갑상선기능저하증에는 크게 신경 쓰지 않는다. 나의 심각함과 의사들의 심각함은 기준이 다르다.

갑상선기능저하증은 갑상선기능항진증보다 긴급하지도 않고 갑상선암처럼 생명에 지장이 있을 정도로 심각하지도 않다. 처방받은 호르몬제를 착실히 먹으면 극심한 피로와 부종은 어느 정도 개선된다. 의사들은 규칙적으로 호르몬제만 잘 먹으면 별문제 없다고 말한다. 과연 이것으로 다 된 것인가?

| '갑상선호르몬의 부족' 때문이다 |

갑상선기능저하증은 말 그대로 갑상선이 제 기능을 하지 못하는 것이다. 갑상선 세포는 새벽 4시부터 5시 사이 하루에 필요한 갑상선호르몬을 만들어내는데 갑상선 세포에 문제가 생겨서 호르몬을 충분히 만들지 못하면 온몸이 붓고 전신이 피곤하며 체온이 떨어지고 탈모와 근육통이 생기는 등 몸에 다양한 증상들이 나타난다. 갑상선호르몬은 미토콘드리아를 자극하여 에너지를 만들고, 세포를 성장시키며, 소화를 도와주고, 단백질 합성을 촉진하는 등 세포들이 하는 여러 가지 일들을 도와주는 역할을 한다. 따라서 갑상선호르몬이 충분하지 못하면 몸의 여기저기에 문제가 발생하는 것이다.

| 갑상선호르몬이 부족해지는 3가지 원인 |

갑상선기능저하증은 주로 하시모토갑상선염, 갑상선 수술, 방사성요오드 치료, 3가지 원인에 의해 나타난다. 하시모토갑상선염은 자가면역 질환의 일종으로 갑상선호르몬을 생성하는 중간 과정에 항체가 붙어서 호르몬의 생성을 방해하는 것이다. 항체의 양이 많으면 갑상선호르몬의 생산량이 부족해서 갑상선기능저하증이 심해진다.

갑상선기능항진증이나 갑상선 결절, 갑상선암 등으로 갑상선을 반절제하거나 전절제를 하면 갑상선 세포 자체가 적어져서 호르몬 생성이 부족해진다. 부족한 호르몬은 호르몬제를 복용해서 보충한다. 수술로 전부 절제를 하면 영구적으로 갑상선호르몬제를 복용해야 하고, 일부 절제를 하면 갑상선 기능이 다시 살아날 수도 있다. 방사성요오드 치료는 방사성요오드를 이용해서 항진된 갑상선 세포를 죽이는 치료로 수술과 마찬가지로 치료 후에 갑상선기능저하증이 부작용으로 나타난다.

| 임신과 출산에 영향을 준다 |

갑상선호르몬은 뇌하수체에서 분비량을 조절하는데 뇌하수체는
오직 성호르몬과 갑상선호르몬만을 관리한다. 의학적으로 인과관
계가 명확하게 입증되지는 않았지만, 갑상선호르몬은 여성호르몬
인 에스트로겐, 프로락틴, 프로게스테론 등과 밀접한 관련이 있다.

갑상선기능저하증이 있는 여성들은 생리불순이나 다낭성난소증
후군이 종종 발생하며 임신이 잘 안 되거나 조기 유산을 경험하기
도 한다. 생리전증후군이 심하기도 하고 생리 양이 현저히 줄어들
기도 한다. 갑상선호르몬은 태아의 뇌 발달과 성장에 중요한 역할
을 하므로 임신 기간에는 갑상선호르몬 관리가 특히 중요하다. 갑
상선기능저하를 모른 채 임신을 해서 유산을 하는 일도 있다.

임신 기간에는 태아에서 산모의 갑상선호르몬을 관리하는데 갑
상선호르몬 수치가 정상이다가 출산을 하면 수치가 갑자기 떨어지
는 경우가 있다. 이것을 출산 후 갑상선기능저하라고 하는데 하시
모토갑상선염을 가지고 있는 사람이 정상 수치였다가 출산 후 증
상이 심해져서 갑상선기능저하증이 재발하거나 일시적으로 갑상

선기능저하가 오기도 한다.

| 갑상선 기능을 회복하는 것이 중요하다 |

병원에서 갑상선기능저하증이라는 진단을 받으면 보통 호르몬제를 복용하는 것 외에 다른 치료 방법이 없다. 하시모토갑상선염이라고 해서 특별한 치료법이 있는 것도 아니다. 다만 회복률이나 복용 기간, 검사 기간 등의 차이가 있을 뿐이다. 이런 이유로 갑상선호르몬의 수치만 측정하고 굳이 다른 검사를 안 하기도 한다. 호르몬제를 잘 복용하는 것도 중요하지만 갑상선 기능 회복이 더 중요하다. 초기의 갑상선기능저하증은 아직 세포들의 기능이 살아 있는 상태여서 치료를 잘 받는다면 충분히 좋아질 수 있다.

한방 치료로 약해진 체력부터 끌어올린다

하시모토갑상선염 초기나 일시적인 갑상선기능저하증은 한방 치료 효과가 좋다. 갑상선기능저하증은 스트레스를 많이 받거나 몸이 힘들 때 심해지는데, 한약은 약해진 체력을 회복해주고 심각한 증상을 치료해서 갑상선 세포가 받는 부담을 줄여주고 염증을 완화한다. 초기에는 호르몬제를 복용하면서 조절하다가 서서히 세포가 정상으로 회복되면 갑상선 수치도 정상으로 돌아온다. 만성 갑상선염이나 수술로 갑상선을 제거한 경우에는 세포를 다시 살릴 수 없다. 그러나 한약 처방을 통해 부종과 피로감, 소화기 증상을 치료할 수 있으며 몸이 회복되면 갑상선호르몬제의 효율이 좋아져서 갑상선 수치가 안정적으로 유지된다. 한방은 갑상선으로 망가진 몸의 전체적인 균형을 찾아주어 호르몬제로 조절되지 않는 증상들을 치료하고 나아가 발병 이전의 몸 상태로 회복해준다.

관리만 잘해도 80%는 치료된다

갑상선기능저하는 약한 엔진을 달고 있는 자동차와 같다. 한없이 달리다가 언제 갑자기 멈춰버릴지 모른다. 고속도로를 달리다가 갑자기 차가 멈춰 선다면 대형사고가 발생할 수 있다. 천천히 운전하면서 차가 무리하지 않도록 잘 관리해야 오래 탈 수 있다. 몸도 마찬가지다. 갑상선기능저하증이 있다면 내가 가지고 있는 체력의 한계를 인정하는 것이 좋다. 먹는 것과 수면을 잘 챙기고 너무 과로했다 싶으면 바로바로 쉬어주어야 한다. 이것만 잘해도 80%는 치료된다. 내 몸이 보내는 신호들을 잘 살피면서 그에 맞춰 살아간다면 갑상선기능저하증은 간단히 극복할 수 있다.

갑상선호르몬이 부족하면
생기는 일들

갑상선기능저하증은 사람마다 증상과 정도가 다양한다. 젊을 때는 증상이 심하지 않고 호르몬제를 먹으면 바로 좋아졌다가도 40대가 넘어갈수록 점점 더 힘들어진다. 임신이나 출산 등의 영향도 있고 업무 스트레스나 집안일 등 여러 가지 주변 상황에 따라 호전과 악화가 반복된다. 삶의 활력을 잃고 정신적으로 약해지면서 여러 가지 불편한 증상들을 평생 안고 살아가는 질환이다.

|몸이 붓고 늘어나는 체중|

"전에는 설거지쯤 아무것도 아니었는데 지금은 설거지만 하고 나서도 드러누워야 돼요."

"아침만 되면 얼굴과 손이 퉁퉁 부어서 오후나 돼야 가라앉아요."

"살을 빼려고 일부러 한 끼만 먹는데도 계속 체중이 늘어요."

갑상선호르몬은 전신에 있는 세포 속 미토콘드리아를 움직여서 에너지를 만들고 체온을 유지하며 근육을 움직이고 단백질과 지방을 이용해서 인체에 필요한 물질을 만들도록 촉진하는 역할을 한다. 밤에 잠이 들면 낮에 생성된 노폐물을 처리하고 손상된 세포들을 수리하면서 인체에 필요한 혈액과 호르몬 등 주요 성분을 만든다. 갑상선호르몬이 부족해지면 이러한 세포의 활동에 이상이 생긴다. 활동은 느려지고 몸은 극심한 피로를 느낀다. 세포에서 배출된 노폐물이 처리되지 못하고 쌓여서 부종이 생기고, 체중은 먹는 양과 관계없이 늘어난다.

갑상선으로 인한 피로의 특징

• 푹 자고 일어나도 전혀 피로가 풀리지 않는다.
• 심한 노동을 안 해도 피곤하다.

갑상선으로 인한 부종의 특징

• 아침에 일어나면 전신이 붓는다.
• 낮에는 풀리다가 오후에는 다리가 심하게 붓는다.

- 운동하고 나면 부종이 더 심해진다.

갑상선으로 인한 체중 증가의 특징
- 안 먹어도 체중이 늘어난다.
- 운동을 해도 살이 빠지지 않는다.
- 다이어트를 열심히 해도 변화가 없다.

| 간 피로부터 생리불순까지 |

갑상선호르몬은 인체의 여러 기관 중에서 특히 간, 부신, 위와 대장, 자궁 기능에 영향을 준다. 음식을 소화시키고 분해하고 간에서 물질을 합성하는 과정과 지방을 분해해서 에너지를 공급하는 전 과정을 신진대사라고 하는데 이러한 모든 과정에 갑상선호르몬이 관여한다. 갑상선호르몬에 문제가 생기면 특별히 약한 장기에 집중해서 증상이 나타난다.

갑상선기능저하증인데 유난히 피로를 많이 느끼는 사람들은 우선 간의 피로와 부신의 피로를 의심해봐야 한다. 간의 피로는 간 기능 검사를 해보면 되는데 AST와 ALT의 수치가 40IU/L 이상이면 간이 피로한 정도이며 80IU/L 이상이면 치료를 받아야 될 정도로 심각한 것이다. 부신은 피질에서 코르티솔이라는 호르몬을 만들어내는데 갑상선호르몬이 부족해지면 코르티솔의 방출량이 과해지면서 스트레스에 대한 저항력이 오히려 약해져 쉽게 피로를 느끼는 것이다.

위장의 기능이 약한 사람에게 갑상선기능저하증이 나타나면 음식이 소화되지 않고 가슴 위쪽으로 가득 찬 기분이 들면서 답답함을 느끼게 된다. 복부에 가스가 차고 배변도 시원치 않으며 먹은 음식이 소화되지 않은 채 몸 안에 쌓인다.

갑상선호르몬은 생리와 임신에도 영향을 준다. 원래 생리불순이 있는 경우에 더 심해지고 난자가 충분히 성숙하지 못해서 다낭성난소증후군이 나타난다. 이것은 나중에 불임과 조기 유산의 원인이 된다.

갑상선기능저하증 환자들은 공통적인 증상도 있지만 체질이나 습관, 환경에 따라 다양한 증상을 보인다.

| 혈중 콜레스테롤 수치 증가 |

"나는 술도 안 먹는데 왜 콜레스테롤 수치가 높죠?"
갑상선기능저하증 환자들은 대체로 콜레스테롤 수치가 높다. 간은 지방을 합성해서 콜레스테롤을 만든다. 좋은 콜레스테롤(HDL)을 근육에 보내고 나쁜 콜레스테롤(LDL)을 받아서 분해하는 역할을 하는데 갑상선호르몬이 부족하면 근육의 활동력이 떨어지면서 좋은

HDL을 늘리고 LDL을 줄이는 식습관

갑상선 환자는 체중과 무관하게 콜레스테롤이 높다. 콜레스테롤이 무조건 높다고 안 좋은 것이 아니라 나쁜 콜레스테롤(LDL)이 많고 좋은 콜레스테롤(HDL)이 적은 것이 문제가 된다.

1. 생선을 육류보다 2배 많이 먹는다(예를 들어 2일은 생선, 1일은 육류).
2. 빵, 과자, 케이크, 설탕 등 가공된 탄수화물과 당분 섭취를 줄이고 통곡물로 만든 빵이나 잡곡밥을 먹는다.
3. 음주를 자주 하거나 과음을 하지 않는다. 하루 1잔의 음주는 HDL을 올려준다(매일 1잔의 적포도주는 좋다).
4. 올리브오일, 아보카도오일, 견과류 등 식물성 기름을 섭취한다(참기름, 들기름도 좋다).
5. 다크초콜릿을 먹는다.
6. 녹차, 홍차, 블랙커피는 콜레스테롤을 줄이고 혈관을 건강하게 한다.
7. 근력운동을 한다. 땀이 나고 심장이 빨리 뛸 정도로 강도 있는 운동을 매일 30분 정도 한다.
8. 오메가-3가 함유된 건강식품을 복용한다.
9. 양파즙도 도움이 된다.

콜레스테롤을 필요로 하지 않게 되고 나쁜 콜레스테롤이 소모되지 않고 혈중에 쌓인다.

콜레스테롤은 섭취하는 것보다 간에서 합성하는 비율이 높은데 갑상선호르몬이 부족하면 간에서 나쁜 콜레스테롤의 합성이 늘어나고 콜레스테롤의 소모는 떨어진다. 간에서 만드는 중성지방이 간 주변에 쌓여서 지방간이 되거나 간 기능을 떨어뜨린다.

| 우울증과 무기력, 근육통 |

"아무것도 하기 싫어요."

"성욕이 전혀 없어요."

갑상선호르몬은 단백질을 합성하여 근육과 뼈, 모발과 호르몬을 만들도록 촉진한다. 갑상선기능저하증이 생기면 갑자기 탈모가 오는데 이것은 모발 생성이 적어지기 때문이다. 또한 뇌혈관에 피로 물질이 쌓이고 세로토닌의 분비가 줄어들면서 우울감을 느끼게 된다. 근육에 쌓인 피로가 풀리지 않아 온몸이 쑤시고 아프다고 호소하는 사람들도 있고, 성욕이 전혀 느껴지지 않는 경우도 있다.

갑상선 기능검사에서
어떤 수치를 봐야 하는가?

갑상선 질환이 의심되면 어디를 가야 정확하게 진단받을 수 있을까? 가까운 내과를 갈 수도 있고 방사선과에 갈 수도 있다. 두 곳 모두 갑상선 기능검사와 갑상선 초음파검사를 받을 수 있다. 내과에서는 갑상선 기능 이상에 대한 처방과 설명을 자세히 들을 수 있고, 방사선과는 갑상선 결절이나 갑상선 외형의 상태를 파악하는데 좀 더 유리하다.

갑상선기능저하증은 갑상선 외형의 변화로는 알 수 없기 때문에 혈액검사가 보다 정확하며 특별한 경우가 아니면 굳이 초음파검사를 할 필요 없다. 내과 중에서도 내분비과는 다른 과에 비해 전문적으로 진단하고 치료받을 수 있다.

'갑상선 기능검사'는 혈액을 채취하여 갑상선 관련 호르몬들이 정상적으로 분비되고 있는지를 알아보는 검사이며, '항체검사'는 자가면역 질환 여부를 알아보는 검사이다.

| 핵심 용어와 수치 알아보기 |

갑상선 기능검사는 보통 TSH, freeT4, T3, freeT3 등의 수치를 측정하는데 TSH가 정상보다 높고 freeT4와 T3가 낮으면 갑상선기능저하증이라고 진단한다. freeT4와 T3가 정상이더라도 TSH가 높으면 잠재적 갑상선기능저하증이라고 하는데 향후에 갑상선기능저하증이 올 가능성이 있다는 의미다. 갑상선기능저하증 환자의 대부분을 차지하는 하시모토갑상선염은 추가적으로 항체검사를 해서 혈액 내에 TPO-ab와 Tg-ab가 있는지 검사한다.

| 문제는 자가면역항체 |

갑상선기능저하증과 갑상선기능항진증 환자의 80% 이상은 자가면역항체에 의한 경우이다. 예전에는 항체검사를 하지 않고 치료하기도 했는데 최근에는 검사 기술도 발전되고 좀 더 명확한 치료를 위

갑상선호르몬의 분비 과정

갑상선호르몬이 혈액 내에 부족하면 뇌 안쪽의 뇌하수체에서 갑상선자극호르몬(TSH)을 분비한다. TSH는 혈관을 통해 갑상선 세포에 도착하고 리셉터가 TSH를 포착하면 갑상선 세포 속에 있는 여포세포에서 갑상선호르몬을 합성한다.

여포세포는 티로신이라는 아미노산과 요오드를 이용해서 갑상선호르몬인 T4(티록신)와 T3(트리요오드티로닌)를 만든다. 티로신에 요오드가 4개 붙은 호르몬을 T4라고 하고, 요오드가 3개 붙은 호르몬을 T3라고 부른다. 갑상선 세포가 호르몬을 만들 때 T4는 80%, T3는 20% 정도 비율이다.

T4는 불활성화된 호르몬으로 혈액 속으로 이동해서 간과 장 또는 신장에 도착하면 T3로 활성화되어 세포에 공급된다. 말하자면 T4는 포장을 벗기지 않은 음식처럼 보관하기 쉽게 만들어서 사용 대기 중인 상태이며, 혈액 속에서 장기적으로 보관된다. T3는 매일매일 사용되고 남은 것은 버려진다. 그래서 장기적으로 복용하는 갑상선호르몬 제제는 보통 T4 형태이다.

최근에는 freeT4, freeT3, rT3 등의 수치를 검사하기도 한다. 갑상선 세포에서 T4와 T3가 만들어지면 TBG(갑상선결합글로불린)라는 단백질이 T4와 T3에 붙어서 혈액으로 운반된다. 간이나 장에 도착하면 TBG가 떨어지고 다시 T4, T3만 남게 되는데 이것을 freeT4, freeT3라고 구분해서 부른다. 검사결과지의 T4와 T3는 TBG가 결합된 것이고 분리된 호르몬에는 free를 붙인다.

간이나 장에서는 세포가 사용할 수 있도록 freeT4를 T3로 변환하는데, 인체에 필요한 만큼만 바꾸고 남은 것은 rT3로 만들어서 폐기한다. 과잉의 T3를 만들지 않기 위해 양을 조절하는 과정이다. 스트레스가 쌓이거나 간과 장의 상태가 안 좋을 때는 필요 이상으로 rT3를 만드는데, rT3는 세포에 붙어서 실질적으로 필요한 호르몬인 T3의 부착을 방해할 수 있다.

> 당뇨병을 가진 환자들이나 에스트로겐 제제를 복용하는 사람은 T4에 TBG가 붙어서 떨어지지 않아 실제 사용되어야 할 freeT4나 freeT3가 부족해서 갑상선기능저하 증상이 나타날 수 있기 때문에 좀 더 자세히 검사하기도 한다.

해 항체검사를 하는 경우가 많다. 갑상선 자가면역항체는 갑상선 세포가 갑상선호르몬을 만들어내는 중간 과정에 끼어서 호르몬을 과하게 분비시키거나 분비하지 못하도록 방해한다. 갑상선호르몬 합성을 방해하는 항체들인 항갑상선글로불린(Tg-Ab)과 항갑상선과 산화효소(TPO-Ab)는 갑상선기능저하증 환자에서 높게 나타난다.

항체검사는 갑상선 질환이 자가면역 질환인지 여부를 알아보는

데 중요한 지표가 되며 향후 치료 방향을 정하는 데도 중요하다. 그러나 항체를 실질적으로 없애거나 치료하는 기술은 아직 없고 명확한 기전도 밝혀지지 않은 상황이다.

혈액검사 용어 정리

(정상 수치는 검사기관에 따라 조금씩 차이가 있다.)

• TSH : 갑상선호르몬의 분비를 자극하는 갑상선자극호르몬으로 정상 수치보다 높으면 갑상선기능저하증, 정상보다 낮으면 갑상선기능항진증으로 진단한다.

• freeT4 : 혈액 내에 갑상선 운반 글로불린인 TBG와의 결합을 벗어난 것으로 갑상선호르몬을 조절하는 지표가 된다. 낮으면 저하증, 높으면 항진증으로 진단한다.

• T3 : 혈액 내에 있는 T3의 총량으로 낮으면 저하증, 높으면 항진증이다.

• rT3 : 정상 범위가 있다기보다 수치가 지나치게 높으면 문제가 된다. 만성 스트레스나 수술 이후, 그리고 철분이 부족하면 높아진다. rT3 수치가 높다는 것은 T4가 정상 T3로 전환률이 떨어진다는 의미다.

• TSH-R-Ab(TRAbs) : 갑상선자극호르몬(TSH)에 붙어서 갑상선호르몬의 분비를 지속하는 항체이다. 자기 세포를 자체적으로 만들

기 때문에 자가면역항체라고 한다. 아직 정확한 기전이나 원인은 밝혀지지 않았고 항체를 없애는 치료법도 없는 상태이다. 그레이브스병에서 수치가 높다.

• Tg-Ab : 갑상선호르몬의 합성을 방해하는 항체로 하시모토갑상선염에서 수치가 높다.

• TPO-Ab : 갑상선호르몬의 합성을 방해하는 항체로 하시모토갑상선염에서 수치가 높다.

| 인체 활동을 조절하는 갑상선호르몬 |

호르몬은 인체의 기능을 조절하는 역할을 한다. 조절이란 우리가 체온을 늘 36.5도로 유지해야 하듯이 지나치거나 모자라지 않도록 하는 것을 의미한다. 넘쳐도 문제가 되고 모자라도 문제가 된다. 갑상선호르몬은 인체의 활동과 체온 대사 등을 조절하는 데 가장 중요한 호르몬이다. 갑상선기능저하증은 인체 내에서 갑상선호르몬을 충분히 합성하지 못하는 질환이므로 외부에서 갑상선호르몬을 투여해서 부족한 양을 보충해야 한다. 갑상선호르몬제의 용량은 갑상선 수치에 맞춰 복용해야 하며 임의로 많이 먹거나 안 먹으면 더 심각한 문제가 발생할 수 있다.

갑상선호르몬은 T3와 T4가 있다. 약으로 복용하는 갑상선호르몬제는 인공적으로 합성한 T3 제제와 T4 제제, 그리고 T3와 T4가 혼합된 제제가 있다. 소나 돼지에서 추출한 건조된 갑상선제도 있다. 인공적으로 합성한 호르몬제보다 천연 호르몬제가 더 안전하다고 생각해서 소나 돼지에서 추출한 갑상선제를 복용하려는 사람들도 있으나 우리나라에서는 주로 인공적으로 합성한 T4를 처방한다.

호르몬은 정확한 용량을 투여하는 것이 중요한데 천연 갑상선제는 용량을 정확하게 알기 어렵고 T3와 T4의 비율을 정확히 분석하기도 쉽지 않다. T4 제제를 복용해도 충분히 T3로 전환하기 때문에 장기적으로는 대부분 인공적으로 합성한 T4 제제를 복용한다. 특별히 T3가 필요한 환자에게만 T3나 T3/T4 복합 제제가 사용된다. T4 제제는 인체에 필요한 만큼 사용되고 불필요한 것은 rT3로 전환되어 폐기된다. 그래서 안정적으로 호르몬을 조절할 수 있으며 자주 내원할 필요가 없다.

| 갑상선호르몬제, 올바른 복용이 중요하다 |

매일 아침 공복에 먹기

갑상선호르몬제는 일어나자마자 공복에 맨 먼저 먹는 것이 좋다.

인체에서 갑상선호르몬은 새벽 4시에 만들어진다. 하루 종일 사용할 양을 자는 동안에 만들어서 비축하는 것이다. 아침에 일어나면 맨 먼저 갑상선호르몬제를 먹어서 충분히 몸에 흡수된 다음 1시간 정도 지나서 천천히 식사를 한다.

규칙적인 복용

갑상선호르몬제를 불규칙적으로 복용하거나 먹다가 안 먹다가 하는 것은 좋지 않다. 호르몬은 일정하게 만들어져서 사용돼야 하는데 시간이 불규칙하거나 양이 일정하지 않으면 인체에서 조절하는데 혼란이 올 수 있다. 갑상선호르몬제는 체내에서 일주일간 머물면서 천천히 작용하므로 며칠 복용을 걸러도 당장 문제가 발생하지는 않지만 나중에 증상이 나타난다. 그래서 별문제 없다고 생각하고 임의로 거르거나 끊는 사람들이 있는데, 이것이 병을 크게 악화하는 원인이 된다. 규칙적으로 복용하고 주기적으로 호르몬 검사를 하면서 용량을 조절하는 것이 갑상선 질환 관리의 중요한 포인트다.

하시모토갑상선염은
자가면역 질환이다

하시모토갑상선염은 외부의 세균이나 감염으로 인한 염증이 아니라 자신의 세포에서 기능을 떨어뜨리는 항체를 만들어내 호르몬의 합성을 방해하고 정상 세포를 파괴하는 것이다. 알레르기는 외부의 항원에 대해 지나치게 방어해서 자기 세포를 파괴하는 것이라면, 하시모토갑상선염은 자기 세포가 만들어낸 정상 물질을 공격해서 호르몬 생산을 방해한다는 차이가 있다. 하시모토갑상선염을 가진 사람은 보통 혈액검사에서 TPO-Ab와 Tg-Ab의 수치가 높게 나타난다.

|가족력은 있지만 유전은 아니다|

하시모토갑상선염은 가족력이 중요한 요인이지만 명확히 유전이라고 볼 수는 없다. 쌍둥이 중에 한쪽은 하시모토갑상선염이 심한데 다른 한쪽은 정상인 경우가 있다. 가족 모두 갑상선 질환 병력이 있

지인샘의 갑상선 상식

하시모토갑상선염의 갑상선 기능검사 결과

TSH 높음 / freeT4 낮음 / T3 낮음 / TPO-Ab 양성 / Tg-Ab 양성

TPO는 Tg(타이로글로불린)에 I(요오드)를 부착해서 갑상선호르몬을 만들어내는 효소다.

TPO-Ab는 TPO에 붙어서 요오드가 결합되는 것을 방해하는 항체이고, Tg-Ab는 Tg에 붙어서 갑상선호르몬 생성을 방해하는 항체이다. 이러한 항체들은 한꺼번에 만들어지는 것이 아니라 조금씩 천천히 만들어지기 때문에 증상이 서서히 나타나거나 항체가 있어도 전혀 증상이 없기도 하다.

정상적인 사람들도 TPO-Ab와 Tg-Ab를 조금은 가지고 있다. 수치가 낮아서 크게 영향을 미치지 못하는 것이다. 특별한 환경, 즉 극심한 스트레스나 불면, 과로, 영양 결핍 등으로 인해 자가면역항체가 급증해서 갑상선호르몬이 갑자기 줄어들어 갑상선기능저하 증상이 발생한다.

다면 갑상선 세포가 쉽게 약해질 수 있다고 생각하고 신경을 쓰는 것이 좋다. 피로가 심하거나 평소와 다른 증상이 나타나면 갑상선 기능검사를 해보고 어느 정도 나이가 되면 갑상선 초음파검사도 하면서 갑상선을 챙기는 습관을 들이면 만성질환을 예방할 수 있다.

| 회복과 악화를 반복하는 질환 |

일반적인 갑상선기능저하증과 하시모토갑상선염의 증상은 크게 다르지 않다. 초기에는 자주 피곤하고 몸이 붓고 여기저기 저리고 근육이 쑤시는 등 여러 가지 증상들이 교차적으로 나타난다. 한곳만 중점적으로 아프지도 않고 컨디션도 좋았다 나빴다 하므로 전혀 눈치챌 수 없다. 이러한 갑상선 초기 증상들은 대부분 무시하거나 피로회복제, 홍삼, 간 영양제 등 전혀 상관없는 식품들을 먹으면서 넘어간다.

인터넷에 나오는 갑상선기능저하 증상 중 갑상선 종대, 탈모나 피부 건조증, 점액수종, 팔다리 저림 등이 나타나는 경우도 있지만 갑상선기능저하증이 오래돼도 이런 증상이 나타나지 않는 사람들이 많다. 인터넷 정보를 보고 자기 스스로 판단하는 것은 위험하다.

하시모토갑상선염은 초기에는 증상이 미미하다. 임신 중이거

갑상선기능저하증 초기 증상 알아보기

☐ 당신은 여성인가요?(여성에게 주로 많다)

☐ 아침에 일어나기 힘들고 피로가 안 풀리나요?(이 증상이 2개월 이상 반복)

☐ 아침에 일어나면 전날 저녁보다 체중이 늘었거나 똑같은가요?

☐ 기초 체온이 정상보다 1도 정도 낮게 나오나요?(36도 또는 35.5도)

☐ 최근에 추위를 많이 느끼나요?

☐ 아침에 온몸이 부어 있는 느낌이 드나요?

☐ 최근 몇 달간 생리가 늦어졌나요?

☐ 소화가 안 되고 답답한 증상이 지속되나요?

☐ 최근 한두 달 사이에 이유 없이 3kg 이상 체중이 늘었나요?

☐ 전과 다르게 자주 우울하고 의욕이 많이 떨어졌나요?

☐ 가족 중에 갑상선 질환 병력이 있나요?

※위 증상 중 5개 이상 해당된다면 갑상선 기능검사를 받아보기를 권한다.

나 출산할 때, 또는 직장에서 매일 야근하고 스트레스를 많이 받을 때, 둘째나 셋째 출산 후 산후조리를 하지 못하고 육아로 힘들 때 증상이 갑자기 심해진다.

　하시모토갑상선염은 질병명이라기보다는 소인에 가깝다. 하시모토갑상선염을 유발하는 항체가 존재하므로 몸의 저항력이 떨어

하시모토갑상선염의 심각한 증상들

☐ 극심한 피로   ☐ 불임

☐ 우울증, 집중력 저하   ☐ 생리불순

☐ 심각한 부종   ☐ 높은 콜레스테롤 수치

☐ 성욕 감소, 남자 발기부전   ☐ 간 수치 상승

☐ 소화 장애와 변비   ☐ 근육통과 관절통

☐ 탈모와 모발 건조   ☐ 수족냉증

※ 증상들은 사람마다 차이가 있으며 5개 이상 해당하면 갑상선기능저하가 진행됐다고 볼 수 있다.

지거나 극심한 피로 상태에 있으면 갑자기 심해질 수 있다. 출산 후에 일시적으로 갑상선기능저하증이 오는 산모에 비해 하시모토 갑상선염이 있는 경우 더 진행이 빠르고 증상도 심해진다.

갑상선기능저하증은 일정한 부침이 있다. 몸을 푹 쉬고 식단을 잘 조절하고 체력이 회복되면 좋아졌다가 몸이 힘들어지면 다시 심해진다. 다만 일과성 갑상선기능저하증이나 단순 염증에 의한 갑상선기능저하증은 완전히 회복되고 나면 재발하지 않지만, 하시모토갑상선염은 언제든 쉽게 재발할 수 있다.

하시모토갑상선염을 가진 사람들은 스트레스에 대한 저항력이

약한 편이다. 외부의 스트레스 강도가 커지면 염증도가 급격히 높아지고 복용하는 갑상선호르몬제의 흡수력도 떨어진다. 이러한 외부의 스트레스 중 하나가 '나이'다. 나이가 젊을수록 갑상선의 회복력이 좋고 나이가 많을수록 회복력이 떨어진다.

하시모토갑상선염을 진단받고 호르몬제를 복용하다 보면 처음에는 별 증상 없이 잘 살다가 스트레스가 많거나 나이가 들어가면 점점 호르몬제의 활성이 떨어진다. 약을 오래 복용하다 보니 약에 대한 민감도가 떨어지는 부분도 있다.

당뇨, 고혈압, 고콜레스테롤혈증, 하시모토갑상선염은 모두 만성질환이다. 하시모토갑상선염이 오래되면 고콜레스테롤혈증과 심혈관 질환을 유발할 수 있다. 당뇨가 겹치면 갑상선기능저하가 더 심해진다. 당뇨, 고혈압, 고콜레스테롤혈증, 하시모토갑상선염은 서로의 상태를 악화하는 연관성을 가지고 있다. 이 중에서 가장 먼저 시작되는 것이 하시모토갑상선염이다.

| 만성질환은 생활습관이 중요하다 |

하시모토갑상선염을 만성질환이라 생각하고 치료를 포기하는 사람들이 있다.

'평생 호르몬제를 먹어야 된대.'

'평생 호르몬제만 먹으면 된대.'

어찌 보면 참 편리하고 안심이 되는 말이다. 그러나 초기부터 무조건 치료가 안 된다고 포기하고 있지는 않은지 생각해보자. 의사들은 왜 완치를 위해 노력하지 않는지도 생각해보자. 자가면역 질환은 생활습관으로 악화되며, 생활습관을 고치고 제대로 치료하면 정상 상태를 유지할 수 있다. 적극적인 치료를 하면 염증이 오래된 갑상선 세포도 살아나서 제 기능을 할 수 있다. 양방 의사들은 속 편하게 호르몬제를 먹으면서 살라고 한다. 그러나 내 몸의 세포를 포기하고 호르몬제에 의존하다 보면 자기 세포는 점점 기능을 잃고 퇴화해버린다.

갑상선 치료를 하면서 수많은 환자들의 갑상선 기능이 회복되고 수치가 안정되어 가는 것을 관찰했다. 위염도 치료되고 수술 부위도 치유되는데 갑상선염만 치료가 안 된다는 것은 말이 되지 않는다. 그동안 치료하기 위해 적극적인 노력과 관심을 두지 않았기 때문이다. 이제라도 갑상선호르몬제에만 의지하지 말고 갑상선의 회복과 호르몬제의 활성화를 위해 몸을 살리는 노력을 한다면 하시모토갑상선염도 충분히 치료할 수 있다.

하시모토갑상선염은 몸이 힘들 때 심하고 컨디션이 좋으면 덩달아 좋아진다. 초기에 발견할수록 치료가 잘되는 질환이기도 하다.

증상이 시작되면 호르몬제를 먹는 것을 주저하지 말자. 그러나 내 몸의 상태를 최상으로 만들어가면서 점점 호르몬제를 줄여가야 한다. 일단 1년 이상 장기 복용을 하면 세포의 기능이 퇴화하므로 치료는 최대한 빨리 하는 것이 좋다.

스스로 할 수 있는 방법은 스트레스 줄이기, 나쁜 식습관 개선하기, 과다한 업무 줄이기 등이 있다. 그러나 이러한 생활에 변화를 주며 노력해도 심각한 증상은 쉽게 개선되기 힘들다. 한약으로 치료하면 말라 죽어가는 식물에 물을 준 것처럼 망가진 몸의 여러 기능이 살아나면서 정상을 찾아가기 시작한다. 몸의 증상들이 줄어들고 다시 회복될 에너지가 생기면 갑상선 세포는 서서히 호르몬을 만들기 시작하고 경우에 따라 정상으로 회복되기도 한다.

치 료 사 례

40대 중반 여성이 내원했다. 아이가 셋인데 둘은 고등학생이지만 막내는 아직 초등학생이라서 손이 많이 가는 상황이었다. 아이를 키우면서도 일을 계속하다가 작년 9월부터 몸이 힘들더니 1년도 안 돼서 몸무게가 20kg이 늘고 몸이 붓고 힘들어서 일을 그만두었다.

하시모토갑상선염 진단을 받은 지 10년 정도 됐는데 처음에는 갑상선호르몬제를 먹고 체중도 많이 줄어들고 컨디션도 좋아졌다.

하지만 작년부터는 호르몬제를 먹어도 도무지 몸이 회복되지 않아 일을 그만두었다. 아침에 몸이 심하게 붓고 소화도 안 되고 소변이 시원치 않으며 불면증으로 수면제를 복용하고 있는 상황이었다.

한방치료 근육량이 많고 피부가 검고 탄력이 좋은 편으로 건강한 체질의 여성이다. 다만 세 아이를 출산하고 양육하면서 제대로 쉬지 못하고 무리하게 일을 계속한 것이 문제였다. 하시모토갑상선염도 셋째를 출산한 후부터 갑자기 심해져서 발견하게 되었다. 젊을 때는 갑상선호르몬제가 효과적으로 작용해서 컨디션이 바로 회복되었지만 40대 중반이 되면 갱년기가 시작되고 체력이 급격히 떨어지면서 갑상선호르몬제를 복용해도 몸에서 충분히 활용하지 못한다.

전신의 기혈을 보해서 몸에 활력을 찾아주고 소화 장애와 소변 이상, 부종 등의 이차적인 증상을 치료했다. 두 달 치료 후 부종과 피로가 눈에 띄게 회복되고 소화 장애나 소변도 정상으로 돌아왔다. 보약과 치료 한약을 다양하게 쓰면서 망가진 몸을 골고루 치료했다. 갑상선호르몬은 인체의 모든 기관에서 사용되기 때문에 전신의 증상들이 모두 회복되어야 갑상선의 효율이 100퍼센트가 된다. 6개월간의 치료 후 몸무게가 20kg이나 줄었으며 아침에 일어나도 붓지 않고 잠도 잘 잔다. 갑상선호르몬제는 최소 용량만 복용해도 문제없으니 이제 새로운 일자리를 찾을 계획이다.

갑상선호르몬 수치는 정상인데
몸이 힘들 때

"갑상선은 정상이라는데 왜 힘든 거죠?"

불현성 갑상선기능저하증은 갑상선호르몬 수치는 정상인데 갑상선기능저하 증상이 있으면서 갑상선자극호르몬(TSH)의 수치가 높은 경우이다. 하시모토갑상선염 초기에 나타날 수도 있고, 일시적으로 피곤하거나 다이어트를 심하게 하면 나타나기도 한다.

한의원을 방문하는 환자 중에는 불현성 갑상선기능저하증을 가진 사람들이 많다. 몸은 힘든데 병원에서는 정상이라고 하면서 별다른 치료를 해주지 않거나 호르몬제만 복용하라고 하니 한의원을 찾는 것이다.

| 하시모토갑상선염 초기일 수 있다 |

어느 날부터 몸이 자꾸 피곤하고 부어서 병원에 갔더니 불현성 갑상선기능저하증이라고 한다면 머잖아 갑상선기능저하증이 심해질 수도 있다. 이런 경우 갑상선자극호르몬(TSH) 수치가 정상보다 훨씬 높고 freeT3, T4는 정상 범위다. TSH가 정상보다 현저히 높으면 하시모토갑상선염일 가능성이 있는데, 향후에 갑상선호르몬 분비량이 감소할 수 있다는 것을 의미한다. 양방에서는 미리 호르몬제를 처방하거나 검사를 통해 호르몬 수치가 떨어지는지를 살피면서 관찰한다. 저하증이 얼마나 심한지는 아침에 일어났을 때 얼굴과 몸이 많이 부었는지, 예전보다 많이 피곤한지, 저녁 체중보다 아침 체중이 올라갔는지를 보고 판단할 수 있다.

하시모토갑상선염이 시작 단계라면 일을 줄이고 몸을 편하게 하며 자주 휴식을 취하고 건강한 음식으로 소식을 해야 한다. 하시모토갑상선염 초기에 한약 치료를 하면 갑상선 증상이 빠르게 좋아지면서 하시모토갑상선염이 회복되기 쉽다.

| 경미한 갑상선기능저하일 수 있다 |

TSH 수치는 정상이거나 약간 높으면서 갑상선 수치가 정상 범위 안에서 낮은 쪽이라면 경미한 갑상선기능저하로 볼 수 있다. 갑상선기능저하증까지는 아니지만 갑상선호르몬의 분비가 적어서 경미한 증상을 느끼는 것이다. 양방에서는 저절로 좋아진다고 하거나 호르몬제를 먹을 필요 없다고 하는 경우가 많다. 간혹 증상이 심하면 호르몬제를 일시적으로 처방하기도 한다.

경미한 갑상선기능저하증은 과로를 했거나 임신이나 출산 후, 단기간 극심한 다이어트를 한 여성에게서 주로 발생한다. 갑상선호르몬을 만드는 갑상선 세포가 피로해서 생산량이 줄어드는데 전신이 허약해서 갑상선도 같이 허약해지기도 하고, 임신이나 출산 등으로 갑상선호르몬이 과하게 사용되어 고갈되는 경우도 있다.

| 불현성 갑상선기능저하증 |

갑상선 수치가 약간만 떨어져도 민감하게 느끼는 사람들이 있다. 소음인이나 태음인 중에 소화기가 약하고 생리불순이 있으며 몸이 자주 붓는 사람들이 특히 예민하다. 심하게 붓지도 않고 심각한 증상은 없지만, 몸이 무겁고 어딘지 개운하지 않고 늘 부어 있는 듯한 느낌이 들 수 있다. 운동 후 땀을 내면 개운한 듯하다가 오래가지 못해 다시 피곤하다. 생리 전에는 피로감이 더 심해지거나 감정기복이 심해지기도 한다.

경미한 증상들과 애매한 수치들 때문에 병원에서는 정확한 진단을 하지 못하고 호르몬제를 주거나 안 주거나 해서 더 답답하게 느낄 수 있다. 사람에 따라 바로 좋아지기도 하지만 어떤 경우는 몇 년간 불편한 증상이 지속되기도 한다.

| 증상과 원인을 제거하는 한방 치료 |

불현성 갑상선기능저하증은 갑상선 세포가 만들어내는 갑상선호르몬 양이 조금 부족하거나 몸에서 호르몬을 충분히 사용하는 능력이 떨어져서 갑상선기능저하 증상이 경미하게 지속되는 것이다. 이런 상태를 한방에서는 '기혈허손'이라고 한다.

사람이 큰 병을 앓고 나거나 수술을 하고 나면 밥 먹을 힘도 없고 일어나 앉을 기력도 없는 것처럼 '기혈허손' 상태가 되면 일을 해도 잠을 자도 몸이 늘 축 처진다. 몸이 힘들면 갑상선 세포도 자연히 갑상선호르몬의 분비를 줄이고 인체에서 갑상선호르몬을 활용하는 능력도 줄어든다.

한방으로 치료를 할 때 가장 중심이 되는 부분은 전신의 체력 정도이다. 전신의 체력을 보충하여 기력이 회복되면 갑상선은 더불어 회복된다. 그리고 특히 약한 부분을 보완하는 치료를 한다. 예를 들어 갑상선과 직접적인 관련이 있는 간 기능과 위장의 상태, 장 기능, 자궁의 기능을 살펴보고 문제가 되는 증상을 치료하면 각각의 기관과 연관된 갑상선호르몬의 효율이 올라간다.

갑상선 질환을 치료할 때 무조건 갑상선만 치료하는 것보다 이와 관련되는 증상들과 갑상선기능저하의 발생 원인에 따라서 치료방법을 선택해야 완전히 치료되고 재발하지 않는다.

치 료 사 례

30대 후반의 미혼 여성이 갑상선 수치가 낮다고 하는데 어떤 병원에서는 호르몬제를 먹으라고 하고 어떤 병원에서는 먹지 말라고 해서 너무 혼란스럽다며 찾아왔다. 키 158cm에 마른 체형으로 식단도 잘 챙기고 운동도 규칙적으로 했다. 건강에 신경을 많이 쓰는데 갑상선 수치가 변동이 심하고 몸에 늘 활력이 없고 생리전증후군이 심한 편이었다. 갑상선호르몬을 안 먹고 싶어서 찾아온 경우였다.

TSH가 약간 높고 T3, T4는 정상 범위에서 낮은 편이었다. 전신의 활력을 주는 기혈 보약에 소화력을 높이고 부기 빼는 처방을 복합해서 주었더니 한 달 만에 몸이 편하고 활력이 생겼다고 했다. 이차적으로 생리 기능을 회복하는 처방과 함께 간과 부신을 보하는 처방을 했다. 자궁의 기능은 늘 갑상선호르몬의 상태에 영향을 받는다. 생리전증후군이 심한 것도 갑상선 기능에 영향을 미치며 체질상 스트레스에 약한 데다 일에 대한 책임감이 강해서 간과 부신의 기능을 강화해 스트레스에 잘 견디도록 했다. 한약을 먹고 몸이 편해졌다고 갑상선이 회복된 것은 아니다. 갑상선 세포의 기능은 몸이 완전히 회복되고 나서 서서히 좋아지기 때문에 4개월에서 6개월간 지켜보아야 하며 임의로 갑상선호르몬제를 중단하면 안 된다. 이 환자는 4개월의 치료를 통해 갑상선 수치가 정상 수준으로 올라가서 갑상선호르몬제의 복용을 중단했다.

양날의 검으로 작용하는
항진증과 저하증

갑상선기능항진증 치료를 받고 나면 항진증 증상은 좋아지는데 저하증으로 바뀌어서 갑상선호르몬제를 평생 복용해야 하는 경우가 있다.

갑상선기능항진증의 대표 질환인 그레이브스병은 진행 정도에 따라 증상이 빨리 나타나며 심각한 후유증이 발생한다. 방사성요오드 치료나 수술 요법은 그레이브스병을 치료하는 데는 효과적이지만 갑상선 기능을 파괴하거나 문제가 되는 갑상선 세포를 제거하는 방식이라서 치료 후 영구적으로 갑상선기능저하증이 올 수 있다.

치료를 통해 갑상선을 전부 절제했거나 갑상선 세포 전부가 파괴되면 평생 호르몬제를 복용하면서 관리해야 된다. 갑상선호르몬은 매일 일정량을 꾸준히 공급해야만 문제가 생기지 않는다. 인체는 갑상선호르몬을 저장하는 시스템이 있어서 일정량을 늘 비축해 두기 때문에 호르몬제를 며칠 안 먹었다고 당장 큰일이 일어나지는 않는다. 하지만 호르몬제를 복용하지 않고 일주일이 넘어가면 증상은 서서히 나타나고 한 달 정도 복용을 끊으면 증상이 갑자기 심각해질 수 있다.

| 갑상선호르몬제 적응을 돕는 한방 치료 |

갑상선기능항진증 환자들의 체질을 한의학적으로 살펴보면 열이 많고 심장과 간이 발달되었다. 체형을 보면 눈이 크고 소화 기능이 좋으며 다혈질 성격이 많다. 일반적으로 갑상선기능저하증 환자들이 소화기관이 약하고 냉하며 체력이 약한 소음형인 것과는 대조된다. 이렇게 열 체질이면서 체력도 좋은 사람은 갑상선기능항진증이었다가 치료 후 갑상선기능저하증이 되더라도 후유증은 심하지 않고 호르몬제에 빨리 적응해서 잘 살아간다. 그러나 예전에 비해 체력이 떨어지고 소화가 안 되고 추위도 타는 등 갑상선기능저하증이 심하게 나타나는 사람들도 있다. 붓는 느낌과 몸이 무겁고 살이 찌는 부작용도 나타난다.

한방 치료는 호르몬제에 대한 적응력이 떨어져서 나타나는 여러 가지 부작용을 치료하여 인체가 정상적으로 적응할 수 있는 상태를 만든다. 갑상선기능항진증으로 손상된 기능을 되살리고 전신을 보하여 대사 기능을 원활하게 한다. 소변과 대변이 막히지 않게 치료하여 부종을 없애주면 체중이 빠지고 몸이 가벼워지면서 불편했던 증상들이 없어진다. 한방 치료를 하면서 갑상선호르몬제를 복용하고 3개월 단위로 검사를 해서 수치가 좋아지면 호르몬제의 용량을 서서히 줄인다.

한방 치료는 갑상선호르몬제의 효율을 올려주면서 몸의 기력을 회복시켜 갑상선 수치가 안정적으로 유지되는 데 효과가 있다.

| 갑상선호르몬제 복용이 중요한 이유 |

갑상선기능항진증을 힘들게 겪고 치료를 마쳤는데 다시 저하증이니 호르몬제를 먹으라고 하면 짜증이 날 수 있다. '아직 20대밖에 안 되었는데 평생 호르몬제를 먹고 살아야 한다고?'

정확한 이유도 모르고 먹으라고 하면 불안하기도 하다. '임신은 할 수 있을까? 다른 병이 생기는 건 아닌가?' 온갖 생각이 들 수 있다. 그러나 의외로 갑상선 질환은 답이 명확하고 예후도 간단하다.

갑상선호르몬제를 복용하면서 관리만 잘한다면 갑상선이 없어도 사는 데 문제가 없다. 임신과 출산도 영향을 받지 않는다. 갑상선호르몬제는 몸의 컨디션과 상황에 따라 같은 용량을 먹더라도 효율이 다를 수 있다. 예를 들어 스트레스가 심하거나 장염이 생기거나 간 수치가 올라가면 효율이 떨어진다. 불규칙한 식습관으로 체중이 늘고 수면량이 줄어도 문제가 된다. 갑상선 질환을 건강하게 잘 관리하려면 건강한 식습관을 가지고 충분한 수면을 취하는 것이 좋다.

치 료 사 례

키가 170cm인데 체중이 103kg인 30대 중반 남성이 다이어트를 하고 싶다고 내원했다. 다이어트를 아무리 해도 살이 빠지지 않아서 갑상선 전문 한의원을 찾아온 것이다.

22세에 갑자기 몸이 힘들고 심장이 두근거려서 병원에 갔더니 갑상선기능항진증이라고 해서 정확히 뭔지도 모르고 치료를 받았다. 치료를 받고 나서 원래 있던 증상은 없어졌는데 몸이 피곤하고 살이 지속적으로 늘어났다. 급기야 원래 몸무게에서 30kg 정도 늘어났고, 딱히 많이 먹지도 않고 술도 자주 안 마시는데도 살이 빠지지 않아서 고민이었다.

소화가 안 되고 가스가 차며 몸이 무겁고 며칠 야근을 하고 나면 피로가 오래간다고 했다. 콜레스테롤과 지방간 수치도 높고 혈압도 높은 상태였다.

키가 170cm이면 70~75kg이 정상 체중이다. 체지방이 많고 근육량이 적으므로 식사량을 줄이고 운동량을 늘려서 다이어트를 해야 한다. 그러나 갑상선 기능이 저하된 환자는 대사 능력이 정상인보다 감소하고 몸 안에 부종과 노폐물이 쌓여서 비정상적으로 체중이 늘어난다. 운동을 하면 오히려 부족한 갑상선호르몬이 더 필요하게 되어 몸이 붓거나 근육통이 나타나고 살이 빠지지도 않는다. 늘어난 체중을 감량하려면 갑상선호르몬제의 효율을 올리고 부족한 대사율을 끌어올리면서 다이어트를 병행해야 한다. 이 환자는 피부가 희고 습담이 많은 체질로 소화기가 약하고 잘 부으며 대변도 시원하지 못한 경우였다.

습담을 없애고 부종을 빠르게 없애주며 소화가 잘되고 배변도 원활하게 하는 처방을 우선적으로 했다. 다음으로는 간을 보해서 간의 피로를 줄이고 몸에 쌓인 콜레스테롤과 지방이 잘 분해되도록 했다. 치료를 받으면서 철저한 식단 관리와 매일 1시간 30분 정도 가볍게 걷는 운동을 병행했다.

갑상선기능저하는 대사 기능이 떨어지는 증상으로 매일매일 처리하지 못한 세포 찌꺼기와 부산물이 부종으로 쌓이고 먹은 음식물도 대부분 지방으로 저장된다. 체중이 늘어나는 것 자체가 증상의 일부이기 때문에 감량이 곧 치료이고 감량 속도가 빠를수록 몸 상태도 빠르게 회복된다. 매주 1kg씩 규칙적으로 감량되어 6개월 뒤에는 22kg이 감량되었다. 체중이 85kg 정도 되니 예전처럼 체력도 좋아지고 아침에 붓거나 몸이 무거운 느낌이 사라졌다. 운동을 해도 힘들지 않고 야근을 해도 버틸 힘이 생긴다고도 했다. 탄수화물을 끊고 건강한 식습관으로 몸이 살아나는 것을 느끼고 나니 식습관이 얼마나 중요한지도 알게 되었다.

한약은 고장 난 기계를 수리하듯이 망가진 인체를 고치는 효과가 있다. 그러나 이것이 전부가 아니다. 나에게 왜 이런 질병이 생겼는지를 알고 스스로 잘못된 습관을 고치는 노력이 필요하다. 그중 가장 중요한 것이 건강한 식습관이다.

갑상선호르몬제를 먹는데도
효과가 없을 때

코로나19로 전 유럽이 공포에 휩싸이던 5월 캐나다에서 신혼생활을 하던 30대 중반 여성이 찾아왔다. 결혼 초에 갑상선기능저하증 진단을 받고 호르몬제를 먹기 시작해서 3년이 되었는데 온몸이 굳은 듯하고 어떤 때는 몸이 쑤시고 아프다고 했다. 다낭성난소증후군으로 생리는 1년에 한두 번밖에 안 해서 아이는 포기한 상태이고 셀레늄부터 좋다는 건강기능식품은 10종류나 먹는데도 효과를 못느낀다고 했다.

갑상선호르몬제를 복용하고 있는데도 증상이 호전되지 않아 힘들다고 찾아오는 환자들이 많다. 병원에서는 호르본 수치가 정상이면 갑상선은 괜찮으니 이제는 운동해서 살을 빼라고 한다. 스트레스를 줄이라거나 건강식을 먹으라는 등의 조언을 듣고 나름 노력해보지만 생각만큼 호전되지 않는다.

| 갑상선호르몬제 활성화가 중요하다 |

우리가 흔히 복용하는 갑상선호르몬제는 합성된 갑상선호르몬 T4
인 경우가 많다. 앞에서 설명했듯이 갑상선호르몬은 T4가 80%, T3
가 20% 정도 만들어져서 혈관을 타고 이동한다. T3는 이동 즉시 사
용되고 T4는 간에서 60%, 위와 대장 등에서 20%가 T3로 전환된다.
실제 세포 내에서 사용되는 호르몬은 T3이기 때문에 T4의 포장을
뜯고 T3로 바꾸는 과정이 필요하다. 이때 간 기능이 떨어져 있거나
만성적인 소화 장애나 장염 등이 있으면 T4의 전환이 잘 이루어지
지 않는다. 필요한 만큼 T3로 전환하고 남는 것을 rT3 형태로 만들
어서 폐기하는데 T3보다 rT3를 더 만들어버리면 아무리 호르몬제
를 먹어도 인체는 효과를 느낄 수 없다.

　앞의 환자는 검사 결과 간 수치가 80 이상으로 높게 나왔고 소화
가 잘 안 되며 10대 때부터 생리불순이 심했다. 간과 장뿐 아니라
생리도 문제가 되었다. 갑상선호르몬은 여성호르몬과 밀접한 연관
이 있다. 갑상선호르몬이 부족하면 배란과 생리에 영향을 주는데
본래 자궁의 기능이 약한 사람일수록 생리불순이나 다낭성난소증

후군이 더 심해진다.

　간을 보하면서 소화기를 치료하는 처방을 했더니 한 달 복용 후 간 수치가 정상으로 돌아왔고 피로감과 근육통도 사라졌다. 자궁을 건강하게 하고 생리를 정상화하는 치료를 함께하니 서서히 생리가 정상이 되기 시작했다. 기능상의 피로나 간 피로는 단기간에 호전을 보이지만 자궁의 기능은 회복되는 데 몇 개월이 걸린다.

　간의 기능이 회복되면서 복용하는 호르몬제의 효율이 좋아지면 피로가 사라지고 온몸이 저리는 증상과 부기가 빠진다. 몸이 회복되면 다음 단계로 체중이 빠진다. 갑상선기능저하증을 가진 사람은 몸의 컨디션에 따라 체중이 늘어나고 줄어드는 부침이 심하다. 몸이 좋아져야 체중이 빠지고 다시 찌지 않는다.

　체질적으로 소화가 안 되고 배가 차서 설사를 잘하는 사람은 갑상선호르몬제를 먹어도 크게 효과를 느끼지 못하는 경우가 많다. 갑상선 세포에서 만드는 갑상선호르몬은 위나 장 등 소화기를 거치지 않고 바로 혈관으로 분비된다. 그러나 복용하는 갑상선호르몬제는 입을 통해 위와 장을 거쳐 간에서 활성화된다. 소화기가 안 좋은 사람은 갑상선호르몬제의 상당 부분이 흡수되지 않고 버려진다.

　퇴근하고 집에 들어오면 무조건 쓰러져서 한동안 못 일어난다고 하는 사람들이 있다. 간 기능은 정상이지만 온몸이 부어 있고 속이 답답하고 변비와 설사를 반복하며 가스가 차는 증상이 심하다. 이런 경우 위장을 풀어주는 처방에 장의 기능이 좋아지는 처방을 같이해서 먼저 답답하게 쌓여 있는 노폐물을 제거하고 부종을 없애는 치료를 한다. 몸이 편해지면서 음식을 먹어도 답답하지 않게 되니 피곤하고 붓는 증상이 호전되면서 서서히 몸이 정상으로 회복된다. 4개월 정도 치료를 하고 나면 수치가 좋아져서 최소한의 용량으로 줄이자는 진단을 받는다.

호르몬제를 잘 먹고 있는데도 여전히 힘들다면 간이나 위장, 대장에서 갑상선호르몬을 잘 흡수하지 못하고 있을지 모른다. 한번 돌아보자. 내 몸 어딘가에서 호르몬제를 받아들이지 못하는 것은 아닌지, 이 호르몬제조차 받아들일 기운이 없는 건 아닌지 체크해봐야 한다. 게을러서도, 운동량이 부족해서도 아니다. 운동에 쓸 에너지조차 없는 것이다.

갑상선호르몬은 잘 채워지는 것도 중요하지만 각 세포에 잘 전달되고 잘 전환되어야 한다. 갑상선기능저하증이 오래 누적되면 전신의 세포에 점액이 쌓이고 세포는 약화되어버린다. 이 상태에서는 갑상선호르몬제를 복용하더라도 정상적인 기능을 발휘할 수 없다. 그래서 갑상선호르몬제가 제 역할을 잘하려면 몸 상태가 좋아야 한다. 구체적으로 갑상선호르몬과 관련된 주요 기관의 기능이 좋아야 한다. 단순히 건강식품만으로 이 모든 것을 완벽하게 해결하기는 쉽지 않다.

|갑상선호르몬제를 끊을 수 있을까?|

갑상선호르몬제를 한번 먹기 시작하면 끊기 어렵다고 한다. 문제가 되지 않으니 평생 복용하라는 말을 듣고 먹기 시작하는데, 이것은 처음부터 치료 의지를 끊어버리는 것과 같다. 하시모토갑상선염 초기에는 염증도가 심해서 호르몬제 복용이 필수이지만 염증이 완화되면 세포의 기능을 회복하는 치료가 필요하다. 호르몬제를 장기적으로 복용하면 정상적으로 갑상선을 분비하던 세포도 서서히 자신의 기능을 잃고 퇴화된다. 이런 상황이 반복되면 평생 호르몬제에 의존하는 삶을 살게 되는 것이다.

나는 갑상선 환자들을 진료하면서 정상으로 회복되어 잘 관리하는 경우를 많이 보았다. 일반 갑상선염은 회복되면 쉽게 재발되지 않지만 하시모토갑상선염은 생활 환경에 따라 재발이 잘되는 질환이다. 그렇다고 방치하면 점점 더 상황이 안 좋아질 수 있다. 몸의 문제를 찾아서 적극적으로 치료하면 호르몬제 없이도 잘 살 수 있다.

갑상선의 기능을 되살리는
한방 치료

한방으로 갑상선 질환을 치료할 수 있을까? 많은 환자들이 이런 의문을 가진다. 한방 치료와 양방 치료는 목적과 치료 원리에 차이가 있다. 양방은 문제를 해결하는 것이 치료 목적이다. 갑상선기능저하증이 의심되면 호르몬 수치를 정상으로 만드는 데 집중한다. 갑상선호르몬제를 투여하고 급한 증상이 호전되고 나면 그 외에는 할 수 있는 다른 치료가 없다.

한방 치료는 양방에서 하지 못하는 증상들을 치료하고 갑상선을 회복하는 데 중점을 둔다. 갑상선기능저하증은 한마디로 갑상선 세포의 기능이 사라졌거나 약해진 것을 의미한다. 이로 인해 발생하는 여러 부수적인 증상들과 후유증을 줄이고, 약화된 세포를 재생하는 것이 한방 치료의 주요 역할이다.

| 갑상선 기능을 강화하는 치료법 |

갑상선염 환자들은 정상적인 호르몬 기능을 유지하다가 스트레스를 많이 받거나 임신과 출산, 갱년기 등을 겪으면서 갑자기 증상이 악화되는 경향이 있다. 정신적 스트레스뿐만 아니라 과로를 하거나 오랜 불면증, 출산 등이 모두 스트레스에 포함된다. 스트레스가 발생하면 에너지를 늘리기 위해 갑상선호르몬의 필요량이 늘어나고 갑상선의 기능이 약해지면서 염증이 갑자기 악화된다. 결국 세포의 과로가 하시모토갑상선염을 악화하는 것이다. 이것이 신체 피로로 연결되고 전신 기능이 떨어지면서 부종과 체중 증가로 나타난다.

한방치료 맨 먼저 피로가 쌓인 전신의 기력을 회복해서 갑상선 세포의 부담을 덜고 전신에 쌓인 부종과 노폐물을 제거해서 소화와 배출 기능을 정상화한다. 두 번째로 사람에 따라 우울감, 추위, 생리불순 등 개별 증상을 치료한다. 세 번째 갑상선 세포가 호르몬의 분비 기능을 되찾도록 세포 재생 치료를 한다.

| 몸의 피로를 줄이는 치료법 |

갑상선기능저하증의 대표 증상인 피로는 원인에 따라 간 피로, 부신 피로, 전신 피로, 3가지로 분류된다.

간의 피로는 간 기능검사를 통해 나타나는데 간 수치가 40 이상 80 이하이면 간이 피로한 상태라고 볼 수 있다. 간을 보하는 한약을 처방하면 2~3주 만에 간의 기능이 회복된다. 80 이상 300이 넘어가면 간이 심각한 피로 상태로 적극적인 치료를 해야 하며 일상생활에서도 과로나 음주를 삼가고 몸 관리에 신경 써야 한다. 또한 잠을 많이 자도 피로가 풀리지 않고 일을 쉬어도 몸이 계속 피곤한 상태가 지속된다. 심하면 근육통이 생기고, 얼굴부터 전신이 팽팽하게 물이 찬 듯이 붓는다. 소화가 안 되고 답답하고 막힌 듯한 느낌이 들고 콜레스테롤 수치도 높아진다.

한방치료 먼저 간을 보하는 한약에 소화를 도와주는 처방을 한다. 2주 간격으로 간 수치가 안정되는지 측정하는데, 간이 회복되면 피로감과 부종이 사라지고 소화 기능이 좋아진다. 갑상선호르몬제는 병행해서 복용하다가 갑상선 수치가 안정되면 서서히 줄여간다.

부신의 피로는 과로나 정신적인 스트레스가 누적되면 나타난다. 외적으로 얼굴이 검어지고 다크서클이 진해지면서 심하지는 않지만 늘 피곤하다는 말을 달고 산다. 소화는 잘되지만 소변이나 대변이 시원하지 않고 홍삼이나 건강식품을 먹어도 피로가 풀리지 않는다. 한방에서는 정기가 손상되었다고 진단하는데 정기라는 것은 태어날 때부터 가지고 태어난 체력을 말한다. 갑상선기능저하로 에너지 효율이 떨어지는데도 무리를 하다가 기초체력까지 손상되어서 회복이 안 되는 상태를 의미한다. 심각한 증상은 없지만 우울하고 성욕이나 일에 대한 의욕이 떨어지며 머릿속이 안개 낀 것처럼 맑지 않다.

 정기를 보하는 한약을 처방하여 기초체력을 키운다. 초반에는 효과를 잘 모르다가 2~3개월이 지나면 서서히 몸이 회복되는 것을 느끼며 6개월 정도 치료하면 갑상선의 기능도 회복되고 쉽게 피곤하지 않은 상태가 된다. 탈모나 소변 이상, 생리 이상 등을 같이 치료한다. 한약을 복용하는 동안은 운동을 가볍게 하고 야근이나 무리한 노동은 줄이는 것이 좋다.

전신 피로는 몸에 기운이 없는 상태이다. 외출을 조금만 해도 눕고 싶고 누우면 일어나기 싫고 아무것도 하기 싫다. 입맛도 없고 뭘 하고 싶은 의욕도 없다. 짜증이 많아지고 감정 기복이 심해진다. 아침에 일어나면 푸석푸석하고 온몸이 부어 있는데 오전에는 부기가 빠졌다가 오후가 되면 다리가 붓는다. 운동을 하면 오히려 더 붓고 근육이 아프고 체중이 더 늘어나는 느낌이 든다.

 전신의 기운을 북돋워주는 보약을 처방하고 증상에 따라 불면증이나 소화 증상, 부종 등을 치료하는 약을 추가한다. 한 달 정도면 피로감이 60% 정도 호전되고 두 달이면 전반적인 증상이 좋아진다. 4개월 정도 지나면 갑상선 수치가 좋아지면서 일상적인 운동과 일을 해도 피곤하지 않다.

| 위, 대장, 자궁 기능을 회복하는 치료법 |

갑상선호르몬은 소화와 분해 기능을 촉진하는 역할을 하므로 갑상선기능저하증이 생기면 맨 먼저 소화 기능에 문제가 생긴다. 음식을 먹고 나면 가슴이 답답하고 가스가 차고 어제 먹은 음식이 하루가 지나도 소화가 되지 않은 상태로 위에 남아 있기도 한다. 이렇게 남은 음식들은 그대로 죽과 같은 형태로 변해서 내장 곳곳과 세포 사이에 세포 간 물질로 쌓인다. 대장은 연동운동이 안 돼서 가스가 차고 변비가 생기고 생리는 거르거나 양이 현저히 줄어든다. 이렇게 중복부와 하복부에 있는 기관들의 기능이 떨어지면 복부가 빵빵해지면서 체중은 나날이 늘어간다.

한방치료 환자의 체질과 증상에 맞는 처방으로 위와 대장, 자궁의 기능을 치료한다. 보약 처방과 치료 처방을 병행하는 것이 좋으며 한 달 단위로 호전되는 증상과 남아 있는 증상을 진료하면서 떨어진 기능을 골고루 회복해야 갑상선의 부담이 줄어들고 갑상선호르몬의 효율이 높아진다. 치료 기간은 갑상선기능저하증의 기간과 증상의 심각한 정도에 따라 달라지며 보통 4~6개월 걸린다. 비교적 빠르게 호전되고, 치료를 받고 나면 갑상선 상태가 좋아지며 재발되지 않거나 건강한 상태가 잘 유지된다.

| 다낭성난소증후군 치료법 |

갑상선기능저하 환자들 중에는 다낭성난소증후군을 호소하는 사람들이 많다. 갑상선호르몬이 자궁의 성장과 생리, 임신을 도와주는 역할을 하면서 여성호르몬과도 연관되기 때문에 갑상선기능저하가 생기면 생리와 임신에 문제가 발생하기 쉽다.

한방치료 자궁이나 난소 기능에 문제가 있으면 자궁을 치료하는 한약을 같이 처방한다. 자궁이 건강하지 못하면 갑상선의 효율이 떨어지고 갑상선의 기능이 떨어지면 자궁의 기능도 저하된다. 자궁 기능이 정상으로 돌아오기까지는 비교적 오래 걸린다. 보통 6개월 이상 치료가 필요하며 생리 기능과 배란이 정상으로 돌아오면 정상적인 임신과 출산이 가능하다.

| 체중 감량과 다이어트 |

갑상선기능저하증인 사람들은 몸이 아픈 것보다 살이 찐 것으로 더 스트레스를 받는다. 식사량을 줄이고 운동을 열심히 해도 체중이 줄기는커녕 오히려 늘어나는 기현상이 발생한다. 갑상선기능저하증이 생기면 기초대사량이 줄어들어 음식을 적게 먹어도 제대로 소화시키지 못하고 남은 음식물은 100% 배출이 되지 않는다. 세포의 대사 기능도 떨어져서 합성 과정 중에 쌓인 노폐물이 세포 간에 저장되어 부종이 나타난다. 이러한 비정상적인 생리 현상 때문에 체중이 느는 것이므로 정상적인 다이어트 방법은 체중 감량에 전혀 도움이 되지 않는다.

한방치료 일차적으로 부종을 없애고 대사율을 높이는 치료를 한다. 두 번째로 소변과 대변의 기능을 회복시켜서 노폐물과 부종이 체외로 잘 빠져나가도록 한다. 세 번째 소화 기능과 간의 기능을 회복해서 소화와 분해가 잘되도록 한다. 주 단위로 체중을 확인하는데 규칙적으로 감소하면 몸이 회복되는 지표가 되고 장기적으로 원하는 체중 감량이 가능하다. 감량 속도는 한 달에 4kg이 적당하며 몸이 회복될수록 감량 속도가 빠르고 유지도 잘된다. 치료 중에는 건강한 음식으로 한 끼 반 정도 먹고, 다이어트 식품이 아닌 고단백 음식으로 영양소를 균형 있게 섭취하는 것이 중요하다. 감량 중에 운동은 하지 않아도 되고 충분한 휴식과 수면이 오히려 도움이 된다.

10년째 식당을 운영하고 있는 50대 중반 여성이 내원했다. 최근 2년 사이에 몸이 힘들고 탈모도 심해지면서 전신이 무기력한 증상이 계속되었다. 갑상선기능저하증과 함께 고혈압에 고지혈증까지 있었다. 갑상선호르몬제를 먹으면서 별문제 없이 살았는데 갱년기 증상까지 겹쳐서 갑상선기능저하증이 더 심해진 상황이었다. 진료 결과 간 수치가 80 이상으로 높고 갱년기 증상도 심했으며 부종과 소화도 문제가 있었다. 체중이 2년 사이 10kg 이상 늘어서 몸이 무겁고 우울감도 있었다.

한방치료 먼저 간 수치를 떨어뜨리는 보약을 처방하고 부종과 대사율을 올리는 처방을 썼다. 두 번째로는 갱년기 보약에 만성위염을 치료하는 한약을 처방했다. 한약을 복용하면서 부기가 없어지고 점점 기운이 나기 시작했고 간 수치가 좋아졌다. 4개월 치료 후 간 수치는 정상으로 회복되고 체중이 12kg 감량되었으며 몸이 가벼워지고 피로도는 70% 감소했다.

하시모토갑상선염으로 호르몬제를 복용한 지 오래돼서 갑상선의 기능이 모두 살아나지는 않지만 호르몬제를 최소한으로 줄이고 갑상선기능저하 증상이 사라졌으며 다시 예전처럼 힘들지 않고 식당일을 할 수 있게 되었다.

건강한
갑상선 관리

갑상선은 한글로 '갑상샘'이라고 부른다. 샘은 우물처럼 물이 저절로 고이는데 너무 많이 쓰면 더 이상 물이 고이지 않고 말라서 고갈된다. 반면 물을 매일매일 퍼서 쓰지 않으면 물이 채워지지 않고 고인 물은 썩어버린다. 갑상선도 마찬가지다. 갑상선호르몬제를 장기 복용하면 갑상선자극호르몬이 분비되지 않아 갑상선 세포가 기능을 잃고 굳어버린다.

"갑상선호르몬제를 평생 드시는 편이 낫습니다." 이렇게 말하는 의사들도 있다. 갑상선을 전부 절제했거나 손상이 크면 어쩔 수 없이 호르몬제를 장기 복용할 수밖에 없다. 갑상선기능저하증 초기라면 갑상선 세포가 죽지 않고 살아서 제 기능을 하도록 회복시키는 것이 중요하다.

갑상선 회복이 가능한 경우

- 일시적인 갑상선기능저하증
- 하시모토갑상선염이 1년 이상 경과하지 않은 경우
- 갑상선 치료나 수술로 정상 갑상선이 반 이상 존재하는 경우
- 출산 후에 생긴 갑상선기능저하
- 젊은 나이의 갑상선기능저하증은 세포 재생이 가능하다.
- 만성이라도 갑상선 수치를 안정적으로 관리할 수 있다.

하시모토갑상선염은 호전과 악화를 반복하는 질환이다. 초기에 적극적으로 치료하면 호전되고 재발 관리를 잘하면 다시 좋아질 수 있다. 대체로 갑상선호르몬제를 복용한 지 3~4개월 정도 되면 갑상선 세포가 잘 재생된다. 그러나 2년 이상 호르몬제를 복용하면 갑상선의 기능이 회복되기는 쉽지 않다. 산후에 온 갑상선기능저하나 일시적인 갑상선기능저하증은 하시모토갑상선염에 비하면 회복도 잘되고 재발도 별로 없다. 호르몬제에만 의존하기보다 적극적인 치료를 할 필요가 있다.

| 지속적인 검사가 중요하다 |

하시모토갑상선염을 가진 환자들은 호르몬제를 오래 복용하면서도 자신이 하시모토병인지를 모르는 경우가 많다. 그리고 남아 있는 갑상선 세포의 기능이 어느 정도인지도 신경 쓰지 않는다.

자신이 가지고 있는 병의 원인이 무엇인지를 아는 것은 치료 기간과 예후를 아는 데 아주 중요하다. 의사가 진단한 검사명을 정확히 기억하고 검사결과지를 보관해두고 상태 변화를 관찰하는 것이 좋다.

갑상선기능저하증이 오래되면 귀찮아져서 6개월이나 1년 간격으로 병원을 방문한다. 몸 상태가 좋거나 별 호전이 없으면 임의로 호르몬제를 끊어버리는 사람도 있고, 처음부터 안 먹기도 한다. 갑상선기능저하증을 완치하고 싶다면 최소 두세 달에 한 번 정도 병원에 가서 체크를 해야 한다. 몸의 컨디션에 따라 호르몬 수치는 수시로 변할 수 있으므로 갑상선호르몬제는 가능하면 나의 용량에 맞춰서 복용한다. 용량이 과한 것도 좋지 않고 임의로 걸러서도 안 된다.

갑상선호르몬제를 복용하는 중에 수치가 정상인 것은 회복된 것이 아니다. 그저 호르몬제로 인해 수치가 정상으로 유지되는 것이다. 자신의 갑상선 기능 상태를 정확히 알고 싶다면 2주 정도 갑상선호르몬제를 끊은 상태에서 갑상선 기능검사를 해봐야 한다.

| 호르몬의 수치를 체크하라 |

환자들에게 어느 정도 용량을 복용하느냐고 하면 정확하게 대답을 하지 못하는 경우가 많다. 병원에 갈 때마다 검사결과지와 약봉지를 핸드폰으로 찍어서 보관하면 좋다. 그러면 어느 시점에서 호르몬의 변화가 있고, 나의 수치는 어떤 흐름으로 변하는지를 관찰할 수 있다. 어떨 때 몸을 관리하고 스트레스를 안 받아야 되는지 알게 되는 것이다.

다이어트를 철저히 하려면 매일 체중을 재고 먹은 음식과 운동량을 기록하듯이 나의 호르몬 변화를 관찰해보면 갑상선을 관리하고 악화된 원인을 찾는 데 많은 도움이 된다.

| 몸이 좋아지면 갑상선은 저절로 좋아진다 |

과로하거나 스트레스를 많이 받으면 갑상선 내에 있는 여포세포가 갑상선호르몬 분비를 줄여서 에너지 소모를 최소화하려고 한다. 이 과정에서 과하게 항체가 작용하면 갑상선기능저하가 발생한다. 몸이 회복되고 스트레스가 줄어들면 갑상선 염증도 가라앉으면서 다시 호르몬이 분비된다. 피곤하면 생기는 구내염처럼 갑상선 세포도 염증과 회복을 반복하는 것이다. 스트레스가 장기화되거나 이차적으로 몸의 여기저기가 손상되면 염증은 만성화된다. 가벼운 염증은 쉽게 가라앉지만, 만성적인 손상은 쉽게 치료되지 않는다.

한방 치료는 이미 손상된 세포를 제거하고 새로운 세포가 재생되도록 돕는다. 강한 영양분을 공급해서 세포를 복구하고 체력을 끌어올려 간이나 위, 장 등 갑상선과 연관된 기관을 회복하는 것이다. 이러한 치료 과정을 통해 정지되었던 갑상선 기능이 되살아나고 복용하는 갑상선호르몬제는 손실 없이 모두 세포에 흡수된다.

갑상선 질환은 여성들이 흔히 겪을 수 있는 질환이다. 호르몬제는 이러한 갑상선 질환에 구세주처럼 등장한 치료제이지만 동시에 갑상선의 기능을 약화하기도 한다. 자신의 몸 상태에 맞는 치료를 하고 정확한 관리를 통해 갑상선을 건강하게 유지한다면 만성질환이라도 즐겁게 살 수 있다.

갑상선기능저하인 사람이 먹으면 기운 나는 식품

호두 한방에서는 해도인이라고 하는데 몸을 따뜻하게 보해주고 장을 부드럽게 해서 변을 잘 보게 한다. 갑상선기능저하증이나 만성 갑상선염 환자가 장복하면 효과를 볼 수 있다. 매일 호두 30g을 생으로 먹거나 볶아서 먹고 주스와 함께 갈아서 먹어도 좋다. 몸이 차고 늘 배변이 시원치 않은 사람에게도 좋다.

대추 갑상선기능저하증으로 체력이 떨어진 사람이 먹으면 좋다. 대추는 몸을 보하는 효과도 있지만 여기저기 쑤시고 아픈 근육통에도 좋다. 대추를 진하게 달여서 먹어야 효과가 빠르다. 대추, 산약, 복령을 같이 끓여서 마시면 피로 회복에도 좋고 우울증이나 불안증에도 효과가 있다.

복숭아 맛이 시면서도 달기 때문에 흩어진 기운을 모아주고 북돋우는 효능이 있다. 갑상선기능저하 환자는 복숭아를 하루 2개 정도 먹으면 좋다.

갑상선호르몬제와 갑상선 치료 한약을 같이 먹어도 되나요?

갑상선호르몬제는 인체에서 분비되는 호르몬제를 외부에서 공급하는 것이므로 한약이나 다른 음식을 먹는 것과 무관하다. 갑상선 치료 한약은 호르몬제와 성분이 같지 않으며 호르몬제의 효능을 떨어뜨리지 않는다. 또한 호르몬제의 효과를 도와주며 장기적으로는 갑상선 기능을 회복하므로 한약 복용 후 3개월 단위로 호르몬 수치를 검사해서 호르몬제를 줄이기도 한다. 갑상선호르몬제는 아침에 일어나서 가장 먼저 먹고 음식이나 한약은 1~2시간 이후에 복용한다.

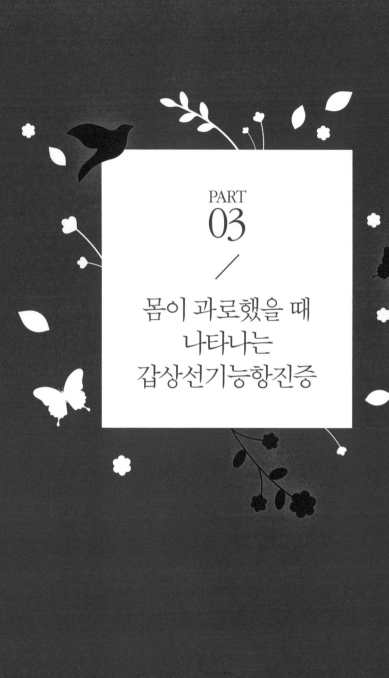

PART
03

몸이 과로했을 때
나타나는
갑상선기능항진증

초기 치료가 중요한
갑상선기능항진증

갑상선기능항진증은 점점 늘어나는 추세이다. 20대 젊은 여성들에게도 많이 나타나고, 40대 직장인 남성들에게도 자주 발생하는 질환이다. 증상이 있는데도 모르고 방치하면 증상이 급속도로 심해지면서 심장과 주변 조직에 후유증을 남기므로 조기에 발견해서 치료하는 것이 중요하다.

갑상선기능항진증이 발생하면 가장 먼저 열이 많이 난다. 평소보다 체온이 올라가고 늘 더우며 땀이 나서 몸이 축축하다. 심장이 빨리 뛰는데 가만히 앉아 있어도 뛰는 기분이 든다. 대사량이 빨라져서 금방 배가 고프고 체중이 쑥쑥 빠지면서 몸이 늘 피곤하다. 이것은 갑상선기능항진증 환자들의 공통된 증상이고, 사람마다 타고난 체질별로 다양한 증상들이 동반된다.

| 끝없이 분비되는 갑상선호르몬 |

갑상선기능항진증은 갑상선호르몬이 필요 이상으로 일을 많이 하는 것이다. 한마디로 '갑상선 세포의 과로' 상황이다. 갑상선 세포는 매일 일정량의 호르몬을 만들어서 전신에 공급하는데 뇌하수체가 혈액 내에 있는 갑상선호르몬의 양을 보고 일정하게 조절하는 기능을 한다. 뇌하수체는 명령을 내리지 않았는데도 갑상선 세포가 제멋대로 갑상선호르몬을 끊임없이 분비한다거나 저장되어 있던 갑상선호르몬이 염증으로 일시에 터져서 방출되면 갑상선기능항진증이 발생할 수 있다.

갑상선기능항진증은 대부분 그레이브스병의 원인으로 발생한다. 그레이브스병은 갑상선 내에 갑상선 세포를 지속적으로 자극하는 항체가 생성되어 갑상선호르몬이 지나치게 많이 분비되는 자가면역 질환이다. 초기에는 증상이 심하지 않지만 만성이 되면 증상이 급격히 심해진다. 질환이 발생하면 오랫동안 진행되고 완치가 잘되지 않는다. 갑상선기능항진증의 90%는 그레이브스병이 원인이고, 이외에 갑상선염이나 임신 출산 과정에 갑상선의 이상으로 발생한다. 갑상선기능항진증은 그레이브스병에 비해 치료가 비교적 쉽고 완치도 가능하다.

| 후유증 없는 치료와 관리 |

갑상선기능항진증 초기에는 항갑상선제를 복용하며 수치를 조절한다. 복용 후 4~6주부터 효과가 나타나기 시작하고, 1~2년 정도 복용하면서 경과를 본다. 항갑상선제로 나아지지 않거나 재발되면 방사성동위원소 치료나 수술을 한다. 방사성요오드 치료는 방사성요오드 제제를 투여해서 갑상선 세포의 기능을 억제하는 치료이며 효과가 좋고 안전하지만 갑상선 기능이 떨어져서 치료 후 영구적으로 갑상선호르몬제를 복용해야 할 수 있다. 갑상선종의 크기가 커서 방사성요오드 치료가 불가하거나 재발한 경우에는 수술로 갑상선을 제거한다. 부분절제나 전부절제를 하는데 갑상선기능항진증은 바로 호전되지만, 갑상선호르몬이 생성되지 않으므로 갑상선호르몬제를 복용해야 한다.

갑상선기능항진증은 주로 몸이 극도로 피로하거나 스트레스가 쌓인 경우, 출산이나 갱년기 등으로 여성호르몬이 급격히 줄어든 경우에 발생한다. 한방 치료는 인체의 피로를 줄이고 항진증의 주요 증상들을 완화해서 갑상선의 항진 상태가 진정되고 정상으로 회복되는 데 중점을 둔다. 항진증의 정도와 본인이 느끼는 증상을 분석하여 심각하고 후유증을 남길 수 있는 증상을 우선적으로 치료하고 몸이 회복될 수 있는 보약을 추가로 처방한다.

한약 치료는 갑상선기능항진증 초기에 효과가 탁월하고, 양방 치료와 병행할 경우 항갑상선제의 효력을 도와주며 부작용을 줄여 주는 효과가 있다.

갑상선기능항진증은 치료 시기를 놓치고 방치하면 회복되기 힘든 후유증을 낳는다. 초기에 발견하면 방사선치료를 하지 않고도 충분히 나을 수 있으며 일상생활에서 잘 관리하면 안정적으로 유지할 수 있다. 스트레스를 줄이고 몸을 편안하게 하면서 현재 상태에 맞는 치료를 진행하면 큰 후유증 없이 건강을 되찾을 수 있다.

내 몸이
혹사되고 있다는 신호

갑상선기능항진증은 갑상선호르몬이 너무 많이 만들어져서 지나치게 세포를 혹사하는 것이다. 몸에 열이 지나치게 많이 나고 심장은 평소보다 빨리 뛰며 쉽게 흥분하고 감정 기복이 심하다. 대사율이 빨라져 살이 갑자기 빠지면서 몸이 자주 피곤하고 생리불순도 나타나는 등 세포의 기능이 통제되지 않는다. 초기의 갑상선기능항진증은 증상이 비교적 경미해서 정확한 원인이 무엇인지 모르고 지나치다 이미 심각해진 다음에 발견되는 경우가 많다.

갑상선 세포의 염증 상태가 지속되어서 갑상선호르몬을 지속적으로 만들어내면 갑상선이 목 아래까지 부어 있는 것이 육안으로도 확인된다. 급성염증인 경우 갑자기 증상이 심해지면서 부종이 크게 보이고, 그레이브스병 같은 만성염증인 경우 증상이 서서히

갑상선기능항진증 초기 증상

☐ 평소보다 몸이 덥고 손바닥이 축축하다.

☐ 목 앞부분이 부어 있고 목이 자주 쉬거나 건조하다.

☐ 성격이 예민해지고 짜증이 자주 난다.

☐ 생리를 건너뛰거나 불규칙하다.

☐ 눈이 뻑뻑하고 뭔가 있는 것처럼 불편하다.

☐ 몸이 피곤하다.

☐ 다이어트를 안 하는데도 체중이 갑자기 빠진다.

☐ 심장이 빨리 뛰고 불안 초조하다.

※위 증상들 중 5개 이상이 3개월 이상 지속된다면 갑상선기능항진증을 의심해보고 내과나 가까운 검진센터에서 검사를 해보는 것이 좋다.

지속적으로 심해지면서 외관상으로 두드러지지 않을 수도 있다.

갑상선기능항진증이 심해지면 뜨거운 찜질방에서 러닝머신을 타는 것과 비슷한 상태가 된다. 몸은 뜨겁고 땀이 비 오듯 흐르면서 심장은 빨리 뛴다. 이런 상태가 지속되면 체액이 마르면서 생리를 거르게 되고 살이 급속도로 빠지면서 피부가 가렵고 손발톱이 약해진다. 눈 안쪽 근육이 부으면서 안구를 밀어내서 눈이 튀어나오고 충혈이 잘된다. 근력이 약해지고 손발이 저리거나 심하면 다리에 쥐가 나서 주저앉기도 한다. 감정적으로 불안, 초조, 짜증이 반복된다.

| 비슷하지만 다른 갱년기 증상 |

갑상선기능항진증 환자는 매년 4.4%씩 증가하고 있으며 여성이 남성보다 3배 정도 많이 발생한다. 여성은 주기적으로 생리를 하고 임신과 출산을 통해 여성호르몬의 변화를 겪으면서 갱년기를 지나게 되는데 갑상선호르몬이 여성호르몬의 변화에 영향을 받으면 항진증이 심해지므로 주로 40~50대 여성들의 비율이 높다. 최근에는 20대 여성들에게서도 늘어나는 추세인데, 스트레스와 무분별한 다이어트, 피임약 복용 등이 원인이다.

"제가 원래 더위를 잘 안 타는데, 요즘은 너무 덥고 성격도 급해지고 땀이 나고 생리불순도 있어요. 갱년기 증상일까요?"

갑상선기능항진증은 생리전증후군이나 과로, 갱년기 증상 등과 비슷해서 갑상선과 상관없는 치료를 하거나 무심히 방치해서 치료 시기를 놓치는 경우가 있으므로 평소와 다른 증상들이 반복된다면 바로 검진을 받아서 조기에 치료해야 한다.

갑상선기능항진증과 갱년기 증상은 몇 가지 중요한 차이가 있다. 갑상선기능항진증은 지속적으로 열이 나고 몸이 늘 축축하게 젖어 있으면서 먹는 양에 비해 체중이 빠진다. 눈이 뻑뻑하고 심장이 심하게 두근거리거나 손이 떨리는 증상이 나타나기도 한다. 전반적으로 갱년기 증상보다 참기 힘들 정도로 심하다.

갱년기 증상은 열이 간헐적으로 올랐다 가라앉았다 반복하며 주로 오후나 저녁에 심해진다. 체중은 전반적으로 늘어나고 땀은 주로 얼굴과 머리 쪽에 많이 나며 심장이 빨리 뛰기도 한다. 갱년기는 혈액검사에서 안 나타날 수도 있지만 갑상선기능항진증은 반드시 혈액검사를 통해 확진된다.

외관상 발견하기 힘든
갑상선기능항진증

갑상선기능항진 증상이 나타나도 갑상선의 문제라고 생각하기는 쉽지 않다. 보통 건강검진을 하다가 우연히 발견하거나 외관상 목이 부어 있고 눈이 돌출되어 있으면 갑상선기능항진증을 의심한다.

|갑상선기능항진증의 자가 진단|

- 갑상선기능항진증이 의심되는 증상들이 있다(발열, 다한, 심장박동이 빨라짐, 피로, 흥분, 체중 감소 등).
- 목 아래쪽이 육안으로 보일 정도로 부어 있다.
- 안구가 평소보다 돌출되고 충혈이 있거나 불편하다.

- 평소 체온보다 높다.
- 가족 중에 갑상선 질환이 있다.

　갑상선기능항진증이 의심되면 맨 먼저 갑상선 기능검사와 항체 검사를 받는다.

| 원인을 예측하는 갑상선 기능검사 |

갑상선 기능검사는 주사기로 일정량의 혈액을 채취해서 혈액 속에 있는 TSH, T4, T3, freeT4 수치를 측정하고 갑상선기능항진의 정도 와 원인을 예측한다.

검사지에 나오는 호르몬들과 정상 수치

- **TSH** : 0.35−4.49ulU/mL

- **T4** : 4.5−11.0ug/dL

- **T3** : 0.58−1.59ng/dL

- **freeT4** : 0.70−1.48ng/dL

- **TSH−R−Ab**

＊용어 설명은 112쪽 참고

정상 수치를 기준으로 결과지에 나온 본인의 수치를 보면 증가와 감소를 파악할 수 있다.

갑상선기능항진증 진단

TSH 감소, T4 증가, T3 증가, freeT4 증가

TSH는 뇌의 하단부에 있는 뇌하수체 전엽에서 분비되는 호르몬으로 갑상선 세포에게 갑상선을 분비하라고 명령하는 전령 호르몬이다. 체내에 갑상선호르몬이 넘쳐나면 뇌는 생산을 낮추기 위해 TSH를 적게 내보낸다. 그런데 무슨 이유인지 갑상선 세포에서 갑상선호르몬이 계속 분비되는 상황이 발생하는 것이다. 여기에서 T4, T3는 갑상선이 만들어내는 갑상선호르몬의 수치를 말한다. T4와 T3의 수치가 정상보다 약간 높다면 갑상선기능항진 경계 증상이고, 많이 높으면 만성 갑상선기능항진증, 아주 높다면 갑상선중독증으로 진단하고 이에 따른 추가 검사를 통해 치료에 들어간다.

그레이브스병 진단

TSH 감소, T4 증가, T3 증가, freeT4 증가, TSH-R-Ab 증가

갑상선기능항진증이 발생하는 원인은 다양하지만 90%가 그레이브스병으로 인한 것이기 때문에 추가적으로 항체검사를 한다. 그레이브스병은 갑상선기능항진증을 유발하는 원인 중 자가면역에 의한 만성염증 질환을 말한다. 면역이라는 말은 좋은 의미로 쓰이는 것이 대부분인데 자가면역은 고질병, 만성질환, 치료가 힘든 질병이 되어버린다.

외부의 원인으로 발생하는 것이 아니라 환자의 몸속에서 갑상선 호르몬을 줄이지 못하도록 계속 방해 공작을 하는 자기세포를 자가면역항체라고 하는데, 그레이브스병에서는 TRAbs(TSH-R-Ab)라는 자가면역항체가 주로 검출된다.

갑상선기능항진증은 자기 관리나 단기간의 치료만으로도 완치할 수 있고 재발되지 않는다. 하지만 그레이브스병은 만성염증성 질환으로 증상이 갑자기 심각해지기도 하고 치료 기간이 길며 재발하기 쉬운 질환이어서 각별히 주의해서 치료해야 한다.

방사성요오드 검사

혈액검사를 통해 갑상선기능항진증으로 나타나면 얼마나 진행되었는지, 갑상선염으로 인한 일시적인 증상인지, 그레이브스병으로 인한 만성적 염증인지를 구별하기 위해 방사성요오드 검사를 한다. 방사능이 있는 요오드를 알약이나 주사로 투여해서 갑상선에서 얼마나 요오드를 흡수하는지 흡수율을 관찰하는 것이다. 흡수율이 높다면 그레이브스병일 가능성이 높고 진행 정도도 심하다고 볼 수 있다.

외관상으로 커지는
그레이브스병

그레이브스병은 1835년 아일랜드 의사 로버트 제임스 그레이브스가 발견해서 붙여진 이름이며, 1840년 독일 의사 K. 바세도가 같은 증례를 발견하여 '바세도병'으로도 불린다.

그레이브스병은 갑상선기능항진증 환자의 90% 정도를 차지하는 자가면역 질환에 속한다. 면역은 체내에서 항체를 만들어 외부에서 들어온 병균이나 독소를 제거하는 시스템을 말한다. 자가면역은 자기세포를 적으로 생각하고 공격해서 정상 활동을 방해하는 항체를 만들어내는 것이다. 그레이브스병은 혈액 내에 갑상선호르몬이 충분한데도 지속적으로 갑상선호르몬을 만들어내서 몸의 전반적인 기능을 항진시키는 질환이다.

| 그레이브스병의 주요 증상 |

갑상선이 커진다

갑상선이 비대해지면서 평소의 2~3배까지 커진다. 육안으로 확인될 정도로 커지기도 하지만 일부 항진증에서는 육안으로 보이지 않는 경우도 있다.

안구가 돌출되고 눈 떨림이 나타난다

안구 돌출은 그레이브스병 환자에게 나타나는 특징으로 눈꺼풀이 붓거나 결막에 충혈이 생기고 안구가 돌출된다. 안구 뒷부분에 있는 외안근이 두꺼워지고 지방조직이 커지면서 눈을 앞쪽으로 밀어내는 것이다.

안열이 확대되고 눈을 깜박거리는 횟수가 줄어들며 눈꺼풀이 부어서 아래를 내려다볼 때 감기지 않고 눈 떨림이 나타난다.

손바닥이 축축하다

교감신경을 항진시켜서 발한이 증가되며 모발이 가늘어지고 탈모가 생겨나기 시작한다.

심장이 빨리 뛰고 두근거리며 숨 쉬기 힘들다

혈압은 수축기압이 상승하는데도 확장기압이 저하되고 맥박압이 증가하는 것이 특징이다. 갑상선호르몬이 다량 분비되면 심장의 수축력과 혈관 저항이 강해져야 하는데 그레이브스병에서는 갑상선호르몬이 증가하면서 대사가 항진된다. 말초혈관에서 산소 소비가 늘어나면서 다량의 혈액이 공급되고 혈관이 확장되어 확장기압이 떨어지는 것이다. 때로는 부정맥이 나타나기도 한다.

소화가 빠르고 잘 먹는데도 살이 빠진다

대사가 빨라지기 때문에 먹어도 바로 배고프고 살이 빠지며 설사를 하게 된다. 간 비대, 황달, 간 기능 장애가 오기도 한다.

정서가 불안해진다

신경질적이고 쉽게 화내며 우울한 상태가 되기도 한다.
손가락이나 혀, 눈꺼풀 떨림도 있다.

피로하고 근력 저하가 나타난다

쉽게 피로하고 저림 증상이 나타난다. 중년 남성의 경우에는 저칼륨형 주기성 사지 마비가 나타나기도 하는데 잘 걸어 다니는데도 다리에 힘이 빠져서 일어나지 못하는 증상들이 나타난다.

고칼슘혈증이 나타난다

뼈 흡수가 강하게 촉진되어서 고칼슘혈증이 나타날 수 있다.

생리 양이 줄어든다

여성은 생리 양이 줄어들거나 무월경이 나타나고 남성은 성욕이 떨어진다. 갑상선호르몬에 의해 성호르몬을 활성화하지 않고 잡아두는 결합글로불린이 늘어나기 때문이다.

| 그레이브스병에서 확인해야 할 수치 |

갑상선기능항진증이 의심되면 혈액을 채취해서 갑상선 기능을 살펴봄과 동시에 면역반응검사에서 갑상선자극호르몬항체(TRABs)가 나타나면 그레이브스병으로 확진한다. 갑상선기능항진증이 없는 사람이라도 소량의 TRAbs는 가지고 있을 수 있다. 그래서 항체가 있다고 모두 그레이브스병이라고 볼 수는 없다. 항진증이 있으면서 항체가 다량 있으면 그레이브스병으로 확진한다.

그레이브스병인 경우 검사 결과
- 혈중 T3, T4, freeT3, freeT4 증가

- 갑상선요오드 섭취율 증가
- 혈중 TSH 감소
- TRAbs 양성
- 혈액 : 백혈구 감소, 림프구 수 증가, 총콜레스테롤 감소, 칼슘 (Ca) 증가, ALP 증가
- 소변 : 당뇨, 크레아틴뇨
- 심전도 : 빠른 맥, 기외수축, 심방 잔떨림, 방실 차단

갑상선호르몬을 줄이는
치료 방법

갑상선기능항진증 치료에는 약물을 이용한 항갑상선제 요법과 방사성요오드 치료, 갑상선 절제수술 등이 있다.

갑상선기능항진증 치료 초기에는 주로 항갑상선제를 처방하면서 갑상선호르몬 수치를 관찰한다. 항갑상선제를 이용한 치료는 갑상선 세포가 정상으로 돌아오는 장점은 있지만 치료 기간이 길고 약물 복용을 중단하면 바로 재발될 가능성이 높다.

약물로 갑상선 수치가 정상으로 돌아오지 않거나 재발되는 경우에는 방사성요오드 치료를 한다. 방사성요오드 치료는 효과가 확실하고 안전하지만 영구적으로 갑상선기능저하증이 발생한다. 약물이나 방사성요오드 치료가 불가능하거나 효과가 없는 경우에는 수술로 갑상선 조직을 제거한다.

| 항갑상선제로 호르몬 양을 조절한다 |

그레이브스병은 자가면역항체에 의한 갑상선염인데 아직까지 자가면역항체 치료법은 없으므로 갑상선호르몬의 생산을 막는 항갑상선제를 복용해서 양을 조절한다.

가장 많이 사용되는 약물로 메티마졸(Methimazole, MMI)과 프로필티오우라실(propylthiouracil, PTU), 카비마졸(carbimazole)이 있다. 이 약물들은 갑상선 세포가 요오드를 이용해서 갑상선호르몬을 만드는 과정을 방해해서 생산을 줄이는 역할을 한다. 혈액에 이미 많은 갑상선호르몬이 들어 있는 경우 이것을 막는 역할은 하지 못하기 때문에 복용 후 바로 효과가 나타나지 않고 4~6주 이후에 효과가 나타나기 시작한다. 갑상선종의 크기가 큰 경우에는 이미 만들어진 호르몬이 많이 저장되어 있어서 약물이 효과를 발휘하지 못할 수 있다.

복용 방법과 치료 효과

처음 치료를 할 때는 항갑상선제를 다량 복용하다가 증상이 호전되면 점차 줄여나가고, 갑상선 기능이 정상이 된 후부터는 소량을 복용하면서 통상 1~2년 정도 경과를 본다. 치료 효과는 복용 후 4~6주부터 서서히 나타나다가 2~3개월 후에는 증상이 거의 없어진다. 일시적으로 갑상선이 더 커지거나 근육통이 오는 경우도 있다. 치료 중에 갑상선 기능검사는 처음에 4~6주 간격으로 하다가 갑상선 기능이 회복된 후에는 2~3개월 간격으로 한다. 항갑상선제를 복용하면 일시적으로 갑상선호르몬이 줄어서 갑상선기능저하 증상이 올 수 있으므로 갑상선호르몬제를 같이 복용하여 영향을 줄여나가기도 한다.

항갑상선제 치료는 보통 1년 이상 3년까지 지속되며 경과가 호전되더라도 계속 복용하는 경우가 많다. 2~3년간의 치료에도 30% 이상의 환자가 재발을 겪는다. 항갑상선제 치료 후 재발되면 다시 항갑상선제를 복용하는 것은 효과가 없고 방사성요오드 치료나 수술을 한다.

항갑상선제의 부작용

항갑상선제를 복용할 때 나타나는 부작용으로 두드러기, 피부 반점, 가려움증, 위장 장애, 발열 등이 있고 치료 도중 일시적으로 탈모가 올 수 있다. 백혈구 무과립증이 나타나기도 하는데 갑자기 열이 나고 목이 아픈 증상이 생기면 즉시 약물 복용을 중단하고 응급실로 가서 적절한 치료를 받아야 한다. 부작용은 개인차가 있어서 빨리 적응하는 사람도 있고, 오랫동안 고생하는 사람도 있다.

갑상선을 제거하는 것이 아니므로 회복되면 갑상선호르몬의 분비가 정상으로 돌아오고 치료가 비교적 안전하지만 재발률이 높은 것이 단점이다.

| 효과적인 약물 치료 |

글루코코르티코이드

갑상선호르몬 T4가 말초혈관에 도달하면 요오드 하나가 떨어지고 T3로 전환되면서 세포에 흡수되어 효력을 발휘한다. 글루코코르티코이드는 말초혈관에서 T4가 T3로 전환되는 것을 억제하고 갑상선에서 T4의 분비를 감소시킨다. 그레이브스병으로 안구와 피부에 병변이 심할 때만 제한적으로 사용한다.

베타 차단제

혈관을 개방하여 심장박동수를 줄여주는 약물이다. 갑상선중독증 초기에 빠른 맥박과 떨림, 불안증을 감소시켜서 심장을 안정시키는 효과가 있다.

방사성요오드 치료

방사능을 내는 동위원소인 방사성요오드를 섭취해서 갑상선에 있는 세포만 선택적으로 파괴하는 방법이다. 요오드는 갑상선에서만 흡수하고 흡수되지 않은 요오드는 소변으로 빠져나가므로 다른 장기에는 해를 주지 않는다. 저용량의 방사선으로도 치료가 가능하며 갑상선 세포를 수축시켜서 호르몬 생산을 줄인다.

확실한 치료 효과를 볼 수 있으며 수술을 하지 않고도 수술한 효과를 낼 수 있다. 다만 갑상선종의 크기가 큰 경우에는 치료가 힘들고 방사성요오드 치료로 파괴된 세포는 회복되지 않으므로 장기적으로 갑상선기능저하증이 온다.

방사성요오드 치료를 권하는 경우

- 30세 이후의 중년 여성
- 갑상선이 많이 부어 있고 증상이 심한 환자
- 수술 후 재발한 경우
- 항갑상선제에 대한 부작용이 있는 경우
- 항갑상선제 치료 후 재발한 경우

방사성요오드 치료가 금기되는 경우

- 임산부와 수유부는 아이에게 영향을 미칠 수 있으므로 피한다.
- 아주 큰 미만성 갑상샘종이나 결절성 갑상샘종은 대량의 방사선이 필요하기 때문에 원칙적으로 수술 요법을 한다.

방사성요오드 치료를 하기 전에는 적어도 2주간 요오드가 많이 함유된 음식이나 약을 삼가야 한다. 몸속의 요오드 양이 적어야 투여한 방사성요오드가 집중적으로 흡수돼서 치료 효과가 크기 때문이다. 주로 미역, 김, 다시마 등 해조류를 먹지 않는다. 치료 후 3~4일이 지나면 마음대로 먹어도 상관없다.

방사성요오드는 갑상선에 흡수되고 남은 것은 소변으로 배출되는데 방광에 영향을 줄 수 있으므로 물을 많이 먹어서 소변으로 배출되도록 한다. 방사성요오드 치료는 입원할 필요 없이 요오드 투여 후 바로 귀가하면 된다. 방사능은 주변에 피해를 줄 정도는 아니므로 괜찮지만 아이를 안는 것은 피하는 것이 좋다.

방사성요오드에 의해 갑상선이 파괴되어 갑상선호르몬의 생산량이 줄어들기 때문에 갑상선기능저하증이 나타난다. 그래서 일정량의 갑상선호르몬제를 복용하게 된다. 갑상선이 일부만 파괴된 경우에는 자연적으로 갑상선호르몬 분비가 회복될 수 있지만 제거량이 많은 경우에는 평생 갑상선호르몬제를 복용해야 한다.

방사성요오드를 투여한 후 바로 효과가 나타나지 않고 처음 1개월간은 갑상선기능항진증이 심해지기도 한다. 이것은 항갑상선제를 끊어서 일시적으로 갑상선 항진이 진행되거나 갑상선 세포에 남아 있는 갑상선호르몬제가 방사성요오드의 투여로 밖으로 나오기 때문이다. 방사성요오드를 투여한 후 1~2개월이 지나면 증상이 좋아지고 3개월에 최대 효과가 나타난다. 효과가 천천히 나타나기 때문에 효과에 대한 판정은 6개월 후에 한다. 대개 1회 투여로 70~80% 치료되며 이후 경과를 보고 재투여 여부를 결정한다.

방사성요오드 치료로 인해 불임이 되거나 기형아를 출산한 경우는 없다. 방사성요오드 치료를 받은 환자에게서 갑상선암뿐만 아니라 백혈병이나 다른 어떤 암도 증가되지 않았다. 갑상선암 환자에게 실행하는 방사성요오드 치료와 갑상선기능항진증 환자에게 실행하는 방사선치료는 방법은 같지만 투여량에서 많은 차이가 난다. 갑상선기능항진증 환자에게 사용되는 방사성요오드는 매우 적은 양이어서 특별한 주의 사항이나 부작용이 없으므로 안심해도 된다.

| 위험성은 줄어들고 후유증은 남는 수술 |

항갑상선제나 방사성요오드 치료로 효과가 없는 경우나 갑상선종이 큰 경우에는 수술로 갑상선을 부분이나 전부 절제한다.

수술하기 전에 갑상선기능항진 상태를 줄이기 위해서 항갑상선제를 복용한다. 갑상선을 정상으로 만들고 갑상선 주변의 혈관 분포를 줄인 다음 수술한다. 수술을 하고 나면 갑상선 세포조직이 줄어들어 갑상선기능저하증이 올 수 있다.

수술을 하면 갑상선으로 인한 질환이나 갑상선암 등의 위험성은 적어지지만 수술로 인한 후유증이나 불편함이 올 수 있어서 가급적 방사성요오드 치료를 선호하는 편이다.

갑상선기능항진증의 치료법은 다양하다. 어떤 치료법을 선택할지는 현재 나의 몸 상태와 의사의 진료 소견을 바탕으로 결정해야 한다. 젊은 나이의 환자라면 쉽고 빠른 방법보다는 장기적인 관점에서 갑상선을 살리고 보호하는 치료를 하는 것이 현명하다.

과열된 갑상선 세포를
안정화하는 한방 치료

갑상선기능항진증은 호르몬의 균형이 깨져서 과다한 호르몬 방출로 인해 교감신경이 지나치게 항진된 상태를 말한다. 양방 의학은 호르몬의 합성을 방해하는 쪽으로 약을 사용한다. 문제를 빠르게 없애는 방향으로 치료하다 보니 처음부터 뭐가 잘못됐는지에 대한 설명이 부족하다.

갑상선기능항진증은 그야말로 세포를 쉬지 않고 일하도록 몸이 과열된 증상, 즉 브레이크가 고장 난 차와 같다. 스트레스를 많이 받거나 영양 결핍이 올 정도로 심한 다이어트를 한다거나 지나치게 피곤한 상태에서 몸을 방치하면 갑상선호르몬을 늘려서 에너지를 만들어내다가 어느 순간 제어가 안 되고 계속 만들어내는 상황이 되어버린다.

| 갑상선 세포의 기능을 정상화하다 |

먼저 쉴 새 없이 돌아가는 갑상선 세포가 안정되는 방향으로 치료한다. 한약은 빠른 속도로 세포에 영양을 공급해서 과열된 세포가 정상 기능을 되찾도록 하고, 가장 기본적인 증상인 열과 땀을 가라앉혀서 항진을 진정시킨다.

 기본적으로 세포에 영양을 공급하는 자강 치료와 과열된 열과 땀을 줄여주는 치료를 병행한다.

| 심장 두근거림을 완화한다 |

심장박동이 빨라져서 앉아 있는데도 심장이 두근거리는 소리가 들리기도 한다. 이렇게 심장이 빨리 뛰는 상태가 계속되면 심장 근육에 무리가 와서 심부전, 심방세동, 부정맥이 올 수 있다. 심부전은 심장 근육이 비대해지는 것을 말하고, 심방세동은 심장 근육이 자기 멋대로 수축하는 증상이며, 이로 인해 맥박이 뛰다가 멈추는 부정맥이 온다.

 심장의 과열된 열을 내리고 심장으로 가는 혈관에 영양을 공급해서 심근의 손상을 막아주고 부정맥을 치료한다.

| 정신적인 안정을 찾아준다 |

갑상선기능항진증은 교감신경을 항진해서 흥분되고 화를 잘 내며 마음이 편하지 못하다. 우울감과 흥분이 교차되고 피로한데 잠이 잘 오지 않는다.

 흥분된 정신을 안정시키고 얼굴로 오르는 화를 내려주어 기분을 가라앉히고 편안하게 한다.

| 소화기를 안정시킨다 |

갑상선호르몬은 몸의 대사율을 올려줘서 소화, 흡수, 배출이 잘되도록 촉진하는 역할을 하는데 항진증이 되면 이 모든 과정이 2~3배 빨라진다. 증상으로는 먹어도 금방 배고프고 설사를 하며 살은 계속 빠진다. 이런 상황이 반복되면 해독과 합성을 담당하는 간에도 무리를 주어 간 수치가 급격히 올라간다.

 위장과 대장의 열을 내려 설사를 막으면서 소화 흡수가 천천히 진행되도록 한다. 평소 소화기와 대장 기능이 약한 사람일수록 증상이 심해지므로 소화기를 보하는 치료를 통해 제 기능을 할 수 있도록 한다.

| 생리 증상을 개선한다 |

여성의 경우 항진증이 오면 생리가 불규칙해지거나 중단되기도 한다. 배란이 원활하지 않아서 임신이 안 되기도 하고 유산이나 조산의 위험도 있다. 자궁이 본래 약하거나 다낭성난소증후군이 있는 사람은 증상이 더 심하게 나타난다.

한방 치료　생리 불규칙은 항진증이 치료되고 나면 정상으로 회복될 수 있으므로 크게 걱정하지 않아도 된다. 갑상선기능항진증의 기본 치료를 바탕으로 생리와 자궁 치료를 부수적으로 한다. 본래 생리불순이 심하거나 다낭성난소증후군이 있는 사람이 갑상선기능항진증에 걸리고 나면 치료가 된 후에도 생리를 안 하는 경우가 있다. 한약 치료는 자궁의 기능을 회복하고 생리를 정상화하는 자궁 보약을 처방한다. 보통 2~3개월 정도면 생리가 정상으로 돌아오고, 다낭성난소증후군이 있는 경우 4~6개월 정도 치료하면 정상 임신이 가능하다.

| 안구 돌출을 막아준다 |

안구돌출은 일부 환자에게 나타난다. 주로 그레이브스병에서 나타나는데 안구가 커지면서 눈이 부시고 눈을 감기 힘들거나 건조하다. 안구가 돌출되는 느낌이 든다면 초기부터 바로 치료를 받아서

186

더 이상의 돌출을 막는 것이 필요하다.

한방
치료
눈의 열을 내려주는 치료를 한다. 한약을 통해 눈의 열을 내리면 혈관이 수축되고 안륜근의 비대도 줄일 수 있다. 침 치료를 해서 안구 주위의 근육운동이 마비되지 않도록 한다. 집에서 차가운 수건으로 마사지를 해주고 눈을 피로하지 않게 하면서 안구운동을 자주 한다.

| 한방 치료와 양방 치료의 선택 포인트 |

양방 치료

- 갑상선기능항진증의 진단과 검사를 할 때
- 갑상선기능항진증이 급성으로 증상이 심각할 때
- 갑상선기능항진증이 오래돼도 낫지 않을 때

양방 치료의 장점과 단점

갑상선기능항진증이 심할 때 증상을 빠르게 완화하고 항진증이 재발하지 않도록 치료하지만, 방사성요오드 치료나 수술요법은 갑상선 세포의 기능을 영구적으로 잃게 만든다.

한방 치료

- 갑상선기능항진증이 초기인 경우
- 산후 갑상선염으로 인한 항진증
- 항갑상선제 복용 후 부작용
- 갑상선기능항진증이 치료된 후 재발 관리
- 갑상선기능항진증 치료 후 후유증 치료

한방 치료의 장점과 단점

일시적인 갑상선기능항진증이나 초기의 갑상선기능항진증을 치료하고 양방의 약물 치료 부작용과 후유증을 줄여주는 효과가 뛰어나지만 급성 갑상선기능항진증을 치료하는 효과가 적다.

치 료 사 례

갑상선기능항진증 초기 진단을 받은 30대 초반의 여성이다. 평소보다 피곤하고 가슴이 두근거리고 얼굴이 붉어지며 몸에 열과 땀이 많이 나고, 회사에서 짜증을 많이 내며 우울감이 심하다고 했다. 갑상선자극호르몬 수치가 약간 낮고 T3, T4가 정상보다 약간 높았다. 증상이 시작된 지 3개월 정도 됐는데 병원에서는 초기라서 약을 먹지 않고 지켜보자고 한 상태에서 한방 치료를 하고자 내원했다.

한방 치료 이 환자는 회사에서 야근이 많고 잠이 부족한데 다이어트를 한다고 불규칙적인 식사를 한 후 한 달 내내 설사를 하고 나서 증상이 시작되었다.

몸을 무리하면 갑상선호르몬의 필요량이 높아지면서 평소 잠재됐던 그레이브스병의 염증 정도가 심해진다. 다이어트를 한다고 피곤한 상태에서 며칠을 굶다가 몰아 먹는 식습관도 갑상선기능항진증을 유발한 원인으로 볼 수 있다.

맨 먼저 전신의 과열된 열을 내리고 심열을 끄는 처방을 했다. 항진증이 심하면 전신의 세포가 필요 이상으로 혹사당해서 약화되어 있으므로 부신을 보하는 처방으로 전신의 피로감을 풀어주면서 설사를 멈추는 장 치료약을 추가했다. 한약을 복용하고 한 달 되어서 설사와 피로감은 줄었으나 전신의 열과 심장 두근거림은 여전했다. 숙면을 할 수 있도록 뇌를 편하게 하는 처방을 하고 잠을 잘 자면서부터 심장 두근거림도 호전되었다. 본래 있던 아토피도 심해져서 아토피를 가라앉히는 처방에 보약을 추가하여 두 달 더 복용하고 나서 항진증이 호전되고 수치도 안정되었다. 치료 후에도 갑상선 수치를 3개월 단위로 확인하고 재발하지 않도록 충분한 수면과 스트레스 관리를 하도록 권유했다.

갑상선기능항진증인 사람이 먹으면
좋은 약재와 식품

복령 가슴이 두근거리고 불안하고 잠이 안 올 때 먹으면 좋다. 복령은 맛이 편하고 순하면서 얼굴과 몸의 습을 빼주고 마음을 편하게 해주는 약재이다. 갑상선저하증이나 갑상선염 환자들도 먹으면 좋은데 소변을 자주 보고 어지럽고 불안하며 얼굴이 자주 붓는다면 복령에 율무를 같이 넣어서 달여 먹거나 가루를 먹어도 좋다.

보리 성질이 차서 심장을 보하고 열을 내려주는 효과가 있다. 열이 많고 심장이 두근거리고 불안한 사람은 보리밥, 보리차, 보리가루를 많이 먹으면 좋다.

영지버섯 심장을 편하게 해주고 위를 보하는 효과가 있다. 가슴이 두근거리고 불면증이 있거나 복통, 설사가 심한 사람이 먹으면 좋다. 영지를 하루에 20g 정도 차로 끓여 마시는데 대추를 같이 넣어도 좋다.

굴 가슴이 두근거리고 잠을 못 자는 환자에게 굴 껍질인 모려라는 약재를 쓰면 효과가 좋다. 열이 많고 식은땀이 나고 가슴이 두근거리는 사람은 굴을 자주 먹으면 좋다.

장어 영양분이 농축된 식품 중 하나로 오장육부를 두루 보하는 효능이 있다. 기력이 없을 때, 갑상선기능항진증과 당뇨가 있는 사람이 먹으면 좋다.

간유 상어 간에서 추출한 것으로 스쿠알렌으로도 나온다. 목이 심하게 부었을 때 효과가 있다. 피로 증세도 가라앉고 간을 보하며 콜레스테롤을 줄여준다.

임신과 출산으로
변하는
갑상선호르몬

임신 전에 알아두어야 할
갑상선 지식

갑상선호르몬은 여성호르몬과 밀접한 관련이 있어서 생리와 임신의 전 과정에 영향을 미치는데 특히 임신 중에는 태아의 성장과 발육에 관여한다. 갑상선기능저하증이 있다는 것을 모른 채 임신하면 유산을 하거나 임신성 고혈압, 사후 출산 등이 발생할 수 있고 태아의 정상 성장이 저하될 수 있다. 특히 태아의 뇌 발육에 문제가 생기고 아이가 ADHD를 가지고 태어날 확률이 높다는 연구 결과도 있다. 임신 전후로 갑상선기능항진증이 있으면 조산의 위험이 있고, 저체중아를 출산하거나 출산 전 사망할 가능성도 있다.

| 임신 전 갑상선 기능검사를 한다 |

임신 준비 기간에 보통 산모들은 자궁검사와 배란검사를 한다. 가족 중에 갑상선 질환 병력이 있거나 치료한 병력이 있다면 반드시 임신 전에 갑상선 검사를 하는 것이 좋다. 갑상선 기능검사를 통해 갑상선호르몬의 정상 여부를 파악하고 초음파검사를 통해 결절이나 갑상선암의 유무를 확인한다. 항체검사에서 항체가 발견된다면 임신 중이나 출산 후에 갑상선 질환이 발생할 가능성을 예측할 수 있다.

임신이 어려워지는 갑상선기능저하증

갑상선호르몬 수치가 낮으면 임신이 잘되지 않거나 유산의 위험이 높다. 갑상선호르몬을 복용하면서 수치가 안정되면 임신을 해도 괜찮으며 임신 기간 중에 갑상선호르몬을 끊을 필요는 없으나 자주 검사를 해서 수치를 확인하는 것이 좋다.

태아에 영향을 미치는 갑상선기능항진증

갑상선기능항진증으로 갑상선호르몬 수치가 높다면 항갑상선제나 방사선치료 후 임신을 하는 것이 안전하다. 항갑상선제를 복용하면서 임신을 유지할 수는 있지만 일부 항갑상선제는 태아에 흡수되어 영향을 줄 수도 있다. 방사성요오드 치료를 할 경우 일정 기간이 지나서 방사능의 위험이 사라진 다음에는 임신을 해도 무방하다. 가벼운 갑상선기능항진증이나 경계 상태의 항진증이라면 임신한 후 주기적으로 수치를 검사하면서 관찰해야 한다.

임신 중에 좋아지는 갑상선 질환

하시모토갑상선염이나 그레이브스병으로 치료를 받은 병력이 있거나 치료 중이라면 의사의 지시에 따라 임신을 계획한다. 임신 중에는 태아를 보호하기 위해 산모의 자가면역 기능이 떨어지기 때문에 자가면역 질환인 그레이브스병이나 하시모토갑상선염이 좋아질 수도 있다. 그러나 임신 중에 오히려 더 심해지는 경우도 있으므로 일반인보다 자주 호르몬 검사를 하면서 관리하는 것이 중요하다.

| 임신에 문제없는 갑상선 결절과 갑상선암 |

임신 전에 갑상선 결절이나 갑상선암이 발견되면 우선 걱정부터 앞선다. 그러나 양성 결절이라면 임신에 전혀 문제가 되지 않는다. 양성 결절은 갑상선호르몬에 영향을 주지 않으므로 임신을 해도 무방하다. 갑상선암은 느리게 자라기 때문에 초기에 크기가 작고 심각한 상황이 아니라면 지켜보다가 임신과 출산이 끝난 다음에 수술해도 된다.

|과로와 스트레스에 가장 민감하다|

갑상선 질환은 과로와 스트레스가 높으면 갑자기 심해질 수 있다. 요즘 임신을 준비하는 여성들 중에는 회사에서 중책을 담당하거나 나이 많은 여성들도 많다. 이러한 스트레스와 과로는 자궁뿐 아니라 갑상선의 기능도 떨어뜨린다. 임신 전에 여러 가지 검사를 받아서 대비하는 것도 중요하지만 과로를 하지 않고 스트레스 상황을 줄이면서 마음을 편하게 한다면 갑상선 질환이 있더라도 충분히 극복할 수 있다.

임신하면
갑상선호르몬 분비가 증가한다

임신하면 산모의 갑상선자극호르몬 분비가 줄어들고 태아에서 인융모성선자극호르몬(hCG)이 분비되어 갑상선호르몬 분비를 촉진한다. 갑상선호르몬이 태아를 성장시키고 발달시키는 데 필요한 양만큼 급격히 늘어나기 때문이다. 이러한 영향으로 임신 초기에는 갑상선기능항진 증상이 나타날 수 있다. 더위를 많이 타거나 심장이 빨리 뛰고 피로감과 구역질 등이 나타날 수 있는데 가벼운 갑상선기능항진증은 자연적으로 회복된다.

| 임신 중에는 항갑상선제 흡수가 되지 않는다 |

갑상선기능항진증 치료를 위해 항갑상선제를 복용하고 있는 경우에 임신을 하면 초기에 구토 때문에 항갑상선제가 흡수되지 않아 갑상선기능항진증이 나타날 수 있다. 임신 중기 이후에는 모체의 면역계가 억제되면서 자연적으로 항진증이 호전되는 경향이 있으므로 항갑상선제가 소량이어도 효과를 볼 수 있다. 출산을 하면 면역계가 다시 활성화되면서 악화될 수 있다.

임신 중에 갑상선기능항진증이 심한 경우에는 반드시 치료를 통해 호르몬 상태를 조절해야 한다. 갑상선기능항진증을 제대로 치료하지 않으면 조산, 태아의 저체중, 사망 위험이 높아진다.

| 임신 중 항갑상선제 복용은 문제없다 |

임신한 상태에서 항갑상선제를 복용하는 경우에는 태아에게 미칠 영향을 걱정하게 된다. 갑상선기능항진증에 사용되는 프로필티오우라실(PTU)이나 메티마졸(MMI) 같은 항갑상선제는 기형 발생과 관련이 없다. 임신 초기에 메티마졸 사용으로 두피에 이상이 생겼다는 보고가 있는 정도다. 그레이브스병 치료에는 간독성 때문에

PTU보다 메티마졸이나 카비마졸이 주로 사용되는데, 임신 초기에는 PTU를 사용하고 중기가 지나면 메티마졸이나 카비마졸로 바꿔서 사용한다.

| 항갑상선제의 일부는 태반을 통과한다 |

산모가 복용한 항갑상선제의 일부는 태아에게 흡수될 수 있다. 산모의 갑상선기능항진을 유발하는 항체도 태아에게 전달되어 항갑상선제와 균형을 이룰 수 있지만 흡수된 항갑상선제 양이 많으면 문제가 되기도 한다. 갑상선기능항진 증상이 있는 임산부는 자주 검사를 받아서 약의 용량을 조절해야 한다. 그렇다고 항갑상선제 복용을 임의로 끊는다거나 걸러서 복용하면 갑상선호르몬이 조절되지 않아 위험한 결과를 초래할 수 있으므로 반드시 의사의 지시를 듣고 따르는 것이 좋다.

| 임신 중 방사성요오드 치료는 금물 |

방사성요오드를 섭취하면 모체뿐만 아니라 태아에도 흡수되어 태아의 갑상선을 파괴한다. 임신 중에 갑상선기능항진증이 발생하면 항갑상선제를 복용하여 조절하고 조절이 안 되는 경우에는 수술을 한다. 방사성요오드 치료는 임신 전에는 가능하다. 치료 후 6개월에서 1년이 지나 갑상선 기능이 안정되면 임신을 해도 된다.

그레이브스병을 갖고 있는 산모에게서 태어난 신생아 중 1~5%는 그레이브스병이 나타날 수 있다. 임신 중에 엄마의 갑상선자극호르몬 수용체 일부가 태반을 통해 태아에게 전달되면 태아의 갑상선을 자극할 수 있다. 산모가 그레이브스병이 있다면 출산 후 아기의 갑상선 기능도 확인해봐야 한다.

| 출산 후 심해지는 갑상선기능항진증 |

임신 중에는 태아를 보호하기 위해 면역계가 억제되면서 일시적으로 갑상선기능항진증이 호전된다. 임신 중에 갑상선기능항진을 유발하는 자가면역항체의 생성이 줄어드는데 출산을 하고 나면 이러한 억제 기능이 사라지면서 항진증이 다시 심해질 수 있다. 그러므로 그레이브스병을 가지고 있는 산모는 출산 후 나타나는 갑상선기능항진 증상을 재발이라고 생각하기보다는 자연스러운 것으로 보고 치료에 임하는 것이 좋다.

임신성 갑상선중독증은
왜 나타나는가?

임신 중에 입덧을 하는 것은 자연스러운 현상이다. 그러나 입덧이 유난히 심하고 체중이 심하게 감소하면서 두근거리고 떨리는 증상이 나타난다면 임신성 갑상선중독증일 가능성이 있다.

|푹 쉬면서 관리하면 좋아진다|

인융모성선자극호르몬(hCG)은 임신하면 태반에서 분비되는 호르몬인데 갑상선자극호르몬과 비슷한 구조로 산모의 갑상선 세포가 갑상선호르몬을 많이 분비하도록 자극한다. 정상적인 상태에서는 분비량이 조절되지만 비정상적인 상태에서는 hCG의 분비가 과다해져서 갑상선호르몬이 지나치게 많이 생성된다. 이런 경우 갑상선기능항진 증상이 심해져서 갑상선중독에 이르게 된다.

정상 임신에서는 드물게 나타나고 쌍둥이 임신의 경우 큰 태반에서 많은 양의 hCG가 분비되면 발생할 수 있다. 태반에서 생기는 포상기태나 융모상피암 같은 종양 자체에서 hCG를 과잉 분비하여 갑상선기능항진증을 일으키기도 한다.

임신성 갑상선중독증은 특별한 치료를 하지 않아도 한두 달 내에 정상으로 회복되며 심한 경우라도 20주 이상 지속되지 않는다. 특별한 치료보다는 푹 쉬고 입덧이 심한 경우 영양주사를 맞거나 수분 섭취를 자주 하면서 관리하면 된다. 예후가 좋고 아기에게 큰 문제가 생기지도 않는다. 또한 출산하고 나면 이런 증상들은 모두 사라진다.

| 그레이브스병과 임신성 갑상선중독증의 구분 |

그레이브스병으로 인한 갑상선기능항진 증상과 임신성 갑상선중독은 증상이 비슷해서 구분하기가 어렵다. 갑상선호르몬 검사에서도 둘 다 수치가 높게 나타난다. 임신이 경과하면서 증상이 호전될 가능성이 있기 때문에 좋아지는 경우에는 특별히 원인을 구분할 필요는 없다. 그러나 항진 상태가 지속될 경우 그레이브스병은 초기부터 치료를 해야 임신 과정까지 갑상선 수치를 조절할 수 있으므로 항진증의 원인을 구분하는 것이 매우 중요하다.

그레이브스병은 혈액검사에서 갑상선자극호르몬항체(TSH-R-Ab)의 수치를 통해 알 수 있다. 정상인 사람도 어느 정도 항체를 가지고 있지만 항체 수치가 높으면서 항진증이 심한 경우에는 그레이브스병으로 보고 항갑상선제를 투여해 호르몬의 수치가 낮아지는지 관찰하면서 치료한다.

임신하면
갑상선호르몬이 더 필요하다

"임신한 지 12주 정도 됐는데 갑상선기능저하라고 호르몬제를 먹으라고 하네요. 먹어도 괜찮을까요?" 임신하고 나서 피곤하고 몸이 붓는 증상으로 병원에 갔다가 갑상선호르몬 부족이라며 호르몬제를 처방받았는데 먹어야 할지 말아야 할지 고민하는 경우가 많다. 아무리 의사가 태아에게 문제없다고 해도 약이라고 하면 무조건 의심이 들고 조심스러운 것이 당연하다.

갑상선호르몬은 태아의 성장과 발달에 매우 중요한 호르몬이다. 임신하면 태반에서 분비되는 호르몬이 산모의 갑상선 세포를 자극해서 평소보다 더 많은 갑상선호르몬을 만들도록 자극한다. 산모가 갑상선기능저하증 병력이 있거나 하시모토갑상선염을 유발하는 자가면역항체가 있다면 갑상선기능저하증이 발생할 수 있다.

갑상선 세포가 충분한 갑상선을 만들어내지 못하면 태아의 발육에 문제가 생기는데 특히 뇌기능의 발달 저하를 초래할 수 있다. 또한 유산이나 출혈, 임신성 고혈압 등 산모와 아기에게 위험한 상황이 오기도 한다. 그래서 임신을 하고 나면 필수적으로 갑상선호르몬의 수치를 측정하게 되고 저하증이 있으면 호르몬제를 복용해서 보충해주어야 한다.

| 갑상선호르몬제로 필요량을 충족한다 |

성인은 갑상선호르몬의 수치가 일정하지만 임신을 하면 갑상선호르몬의 필요량이 늘어난다. 대개는 임신 6~8주부터 필요량이 늘어나므로 임신 전부터 갑상선호르몬제를 복용하던 산모는 이에 맞게 호르몬의 용량을 늘려야 한다. 임신 5개월까지는 호르몬 양이 점차 늘어나고 이후에는 출산 시까지 비슷하게 유지된다. 임신 중에 늘어난 갑상선호르몬 양은 출산 후 6주가 되면 다시 임신 전의 양으로 줄어든다. 갑상선기능저하증이 있는 상태에서 임신하면 자주 혈액검사를 해서 갑상선호르몬 수치를 확인하고 이에 맞춰 복용량을 결정한다.

임신 초기에 갑상선기능저하증을 진단받았더라도 임신이 경과

하면서 저절로 수치가 좋아질 수 있다. 이것은 태아를 보호하기 위해 모체가 자가면역을 억제하기 때문에 갑상선기능저하증이 호전되는 것이다. 임신 전부터 하시모토갑상선염으로 호르몬제를 복용하던 산모도 임신 중에는 일시적으로 호전되어서 갑상선호르몬 수치가 좋아질 수 있다.

임신 중 갑상선암
치료를 해야 할까?

임신 중에 갑상선 결절이 새로 생기거나 커지는 경우는 드물다. 임신 중에 초음파검사에서 결절을 발견하면 혹시라도 암일까 불안하게 된다. 갑상선 결절이 있다면 세침흡인세포검사를 통해 암인지 여부를 알 수 있다. 초음파 촬영은 안전하지만 갑상선 스캔이나 방사선 촬영은 임신 중에 하지 않는다.

| 암수술은 출산 이후로 미룬다 |

세포검사 결과 결절이 암으로 판명되더라도 임신 초기에는 수술하지 않고 출산까지 기다렸다가 수술을 하거나 임신 중기 이후에 수술을 한다. 갑상선암은 대체로 유두암이어서 출산 후까지도 크게 자라지 않을 가능성이 많다. 갑상선호르몬제를 복용하면 암의 진행이 억제된다.

초음파검사를 통해 자주 상태를 살펴서 림프절로 전이되는지 확인할 필요가 있다. 림프절 전이가 나타난 경우에는 임신 중기 이후에 수술을 결정한다. 수술하고 난 다음에는 갑상선호르몬제를 복용하고, 방사성요오드 치료는 출산 후에 한다.

|양성 결절은 걱정할 필요가 없다|

갑상선 결절이 양성으로 판명되면 그대로 지켜본다. 양성 결절이 임신 중에 암으로 발전할 가능성은 거의 없다. 다만 양성인지 악성인지 확실하지 않을 경우에는 갑상선호르몬제를 투여하면서 출산 후까지 기다렸다가 출산 후에 정밀검사를 한다.

갑상선호르몬제는 갑상선암의 성장을 억제하는 작용을 하며 태아에는 흡수되지 않으므로 이때의 투여량이 태아에게 영향을 주지 않는다.

| 갑상선암 수술하고 임신해도 괜찮을까? |

갑상선암이 20대나 30대에 발견되면 수술을 하는 경우가 종종 있다. 암수술을 하고 나면 임신이 불안할 수 있는데 갑상선암 수술은 잘되기만 하면 임신을 하는 데 전혀 문제되지 않는다. 다만 수술후 갑상선기능저하증이 오기 때문에 갑상선호르몬제를 끊지 않고 계속 복용해야 한다.

갑상선암 수술을 한 후 방사성요오드 치료를 받았다면 적어도 1년 이후에 임신 계획을 세우는 것이 좋다. 갑상선암 치료에 사용되는 방사성요오드의 양이 많기 때문에 어느 정도는 난소나 고환에 미량이라도 남아 영향을 미칠 수 있다. 치료에 사용되는 용량이 불임을 유발할 정도는 아니므로 걱정할 필요는 없다.

회복기에 조심해야 할
산후 갑상선염

"출산하고 두 달이 되어가는데 가슴이 두근거리고 몸이 덥고 피곤한 증상이 도무지 나아지질 않아요."

출산을 하고 나면 서서히 몸이 회복되면서 부기도 가라앉고 몸이 덥고 땀이 많이 나는 증상도 좋아져야 하는데 여전히 몸이 힘들고 두근거리고 땀이 지나치게 많은 경우가 있다. 출산 후 일시적으로 갑상선에 염증이 생기면서 발생하는 산후 갑상선염이다.

| 회복을 더디게 만드는 증상 |

유산이나 출산 후 몸이 회복되는 시기에 자주 발생하는 갑상선염

은 통증이 없고 외관상 부종이 심하지도 않아서 잘 알아채기가 어렵다. 일시적인 갑상선기능항진증은 잘 먹고 푹 쉬면서 관리하면 자연적으로 회복되는 경우가 있지만 일부는 갑상선기능저하증으로 변해서 장기적으로 몸이 힘들어지기도 한다.

임신 전에 갑상선기능저하증이 있던 사람은 임신 중에는 태아에서 나오는 호르몬의 영향으로 갑상선 기능이 정상이다가 출산 후 다시 기능 저하가 올 수 있다. 하시모토갑상선염의 자가면역항체

지인샘의 갑상선 상식

출산 후 갑상선기능저하증 자가진단법

출산 후 다음의 증상이 지속된다면 갑상선기능저하증일 가능성이 있다.

- 자고 일어나면 온몸이 쑤시고 아프다.
- 전신의 부종이 안 빠지고 오히려 더 붓는 느낌이 든다.
- 추웠다 더웠다 하면서 종잡을 수가 없다.
- 출산한 지 오래됐고 많이 먹지 않는데도 살이 빠지지 않는다.
- 육아를 하기 힘들 정도로 피곤하다.
- 산후 우울증이 심하다.
- 모유 수유를 하지 않는데도 생리를 하지 않는다.

를 보유한 사람은 정상으로 유지되다가 출산 후 몸이 힘들거나 스트레스를 받으면서 갑상선기능저하증이 발생하기도 한다. 산후에 일시적으로 갑상선염이 발생한 산모들은 갑상선기능항진 증상이 있다가 갑상선기능저하증으로 바뀌는 경우가 있다.

출산을 하고 나서 부종이 빠지지 않고 피곤하며 땀이 많이 나는 것은 흔히 있는 산후 증상이다. 그런데 이러한 증상이 100일이 지나도 좋아지지 않고 지속된다거나 온몸이 아픈 증상이 회복되지 않는다면 갑상선기능저하를 의심해볼 수 있다.

| 출산 후 갑상선을 관리하는 한방 치료 |

갑상선기능저하증이 의심되면 병원에서 갑상선 기능검사를 해서 상태를 파악한다. 갑상선 수치가 정상 범위에 있고 TSH 수치만 높다면 잠재적 갑상선기능저하증으로 볼 수 있으며, 저하 상태가 악화되거나 지속될 가능성이 있다. 수치의 변화를 지켜보면서 몸이 회복되도록 관리한다.

갑상선기능저하 상태가 심하다면 호르몬제를 복용하면서 관리한다. 갑상선 수치가 모두 정상이지만 증상이 지속된다면 갑상선 수치가 정상에서 낮은 위치에 있거나 몸에서 갑상선호르몬이 활성화되지 않아서 나타나는 증상이다. 이런 경우 호르몬제의 복용은 크게 효과가 없으며 한약 치료가 더 효과적이다.

임신 중에 갑상선 세포는 정상보다 많은 갑상선호르몬을 배출한다. 태아에게 필요한 갑상선호르몬을 공급해서 태아를 성장 발달시켜야 하기 때문에 필요량이 늘어난다. 갑상선 기능이 정상인 사람은 임신 중에 갑상선 세포가 일을 많이 해도 출산 후에 정상 상태를 유지한다. 그러나 갑상선 세포가 너무 과열되어 염증이 발생하면 일시적으로 갑상선호르몬이 과다하게 분비되다가 갑상선의 기능이 떨어진다. 이러한 모든 현상들은 갑상선 세포의 과로에서 발생한다.

한방 치료 핵심 첫 번째 : 피로한 전신의 기능을 회복한다

출산 후에 산모가 피로할수록 갑상선기능저하증은 더 심하게 나타나므로 한방 치료에서는 우선 산모의 피로를 회복한다. 처방은 빈혈, 산후 통증, 피로의 정도, 산모의 체질에 따라 결정된다.

한방 치료 핵심 두 번째 : 자궁에 남아 있는 어혈을 제거하고 전신 부종을 치료한다

출산을 하고 나면 임신 전보다 더 몸이 붓는 산모가 많다. 인체는 스스로 자신을 방어하는 기능이 있는데 몸이 건강할 때는 세포 안

214

에 있는 물질을 잘 분해하고 잘 배출하지만 몸 상태가 안 좋으면 불필요한 혈액이나 분비물을 배출하지 못하고 세포나 세포막에 가둬둔다. 이것을 한방에서는 어혈과 담음이라고 한다.

산모가 출산을 하고 나면 온몸이 부었다가 부기가 빠지고 자궁에 남은 혈액이 빠지면서 세포들이 정상 기능을 찾아가야 하는데 갑상선기능저하증이 심해지면 오히려 어혈과 부종이 심해진다. 이럴 경우 어혈을 제거하고 부종을 빠르게 줄이는 치료를 통해 세포 간의 정체된 이물질들을 제거해서 기능을 정상으로 회복하는 것이 중요하다.

한방 치료 핵심 세 번째 : 갑상선호르몬을 활성화한다

갑상선 수치가 정상이거나 갑상선호르몬제를 복용하더라도 전신의 통증과 부종이 회복되지 않는 것은 갑상선호르몬제가 충분히 제 역할을 하지 못하기 때문이다. 갑상선에서 분비되거나 복용한 갑상선호르몬은 위와 장을 통과해서 혈액에 공급되고 다시 전신의 세포에 도달해서 세포막 안으로 들어가야 활성화된다. 그런데 위와 장의 기능이 떨어져 있고 전달 기능이 부족하거나 세포 간에 부종이 쌓여서 세포막에 도달하지 못하는 등 여러 가지 문제들로 갑상선기능저하 증상이 나타날 수 있다. 이 모든 원인들을 파악하려면 전신의 상태, 부종과 어혈의 정도, 소화기나 장, 간의 기능들을 두루 파악해야 한다. 모든 상태를 파악하고 문제가 되는 증상들을 없애주면서 갑상선호르몬제의 활성을 돕는 치료를 하면 적은 양의 갑상선호르몬제만으로도 정상적인 효과를 낼 수 있다. 한약 치료는 이러한 갑상선호르몬제의 역할을 돕는다.

한방 치료 핵심 네 번째 : 갑상선기능저하증이 정상이 되도록 한다

결국 한방 치료의 핵심은 갑상선 질환의 완치다. 일시적이거나 초기의 갑상선기능저하증은 아직 세포의 기능이 완전히 소실되지 않은 상태이므로 충분히 완치가 가능하다.

몸을 살리고 증상을 없애주면 인체의 방어 능력이 좋아지고 갑상선이 느끼는 부담은 줄어든다. 갑상선의 정상적인 기능이 되살아나도록 치료하면 갑상선 질환은 완치될 수 있다.

갑상선 질환이 의심된다면 우선 양방 병원에 가서 정확한 검사와 진단을 받는다. 진단 결과에 따라 치료 방향이 결정되고 긴급한 상황에서 대처가 빠르기 때문이다. 그러나 갑상선기능 질환의 경우 양방에서는 호르몬제를 투여하거나 지켜보는 것 말고는 특별한 치료법이 없다. 약을 복용할 정도로 수치가 나쁘지 않거나 호르몬제를 복용해도 전혀 호전되지 않는 환자들도 많다.

한방 치료는 긴급한 상황이나 정확한 진단을 하는 데는 불리하다. 그렇지만 진단 결과가 애매하거나 양방에서 치료하지 못하는 증상이나 몸 상태를 호전시키는 데는 탁월한 효과가 있다. 갑상선 질환은 호르몬제만으로는 해결되지 않는 많은 증상들을 가지고 있으며 여러 기관과 연결되어 있다. 한방 치료를 통해 이런 부가적인 문제들을 해결하면 갑상선의 부담을 줄이고 다시 정상 상태로 돌아갈 수 있다.

어떤 것은 옳고 어떤 것은 무조건 나쁜 것이 아니라 자신의 상황에 맞게 올바른 치료법을 선택하고 때로는 양방과 한방 치료를 병행해서 좋은 결과를 볼 수 있다.

치 료 사 례 1

둘째를 출산하고 산후 갑상선염으로 인한 갑상선기능저하증으로 내원한 30대 초반 여성이다. 갑상선기능저하 증상이 심해서 고용량 호르몬제를 먹고 있는데도 몸이 힘들어서 아이를 키우는 게 짜증이 나고, 밤늦게 폭식을 하는 습관이 있었다. 얼굴에 자주 열이 오르고 땀도 많이 났으며 다낭성난소증후군으로 1년간 생리를 하지 않았다. 몸이 심하게 붓고 체중이 20kg 늘었는데 감량할 엄두를 내지 못하고 있었다. 간 수치인 AST와 ALT가 80 이상으로 간 기능이 많이 떨어진 상태였다.

한방
치료 첫아이를 낳고 육아를 하면서 둘째를 출산하게 되어 몸조리를 못 한 데다 육아 스트레스로 산후 갑상선염이 온 경우이다. 산후 증상이 남아 있으면 추위가 아니라 더위를 타고 땀을 많이 흘리게 된다. 생리를 하지 않는 것도 갑상선기능저하가 원인일 수 있다.

일차적으로 간의 피로를 풀어주는 간 보약과 산후 어혈과 부종을 없애는 처방을 했다. 두 번째로 잠을 푹 자고 위장 기능을 회복하는 치료로 갑상선호르몬의 흡수가 잘되도록 했다. 첫 달 한약을 복용하고 부기가 5kg 빠지고 피로감이 많이 줄었다. 이후 규칙적으로 체중이 줄고 몸이 회복되어 세 달 후에 생리가 정상적으로 돌아왔다.

두 아이를 키우면서 직장을 다녀야 해서 피로감이 심하긴 했지만 갑상선 수치가 회복되어 가고 간 수치도 정상으로 돌아오면서 피로감과 오전 부종이 많이 없어졌다. 6개월 동안 치료를 받으면서 자궁과 위장, 간 기능을 회복하는 치료를 통해 전반적인 증상이 개선되었고 체중도 20kg 감량되었다. 갑상선호르몬제는 반으로 줄였다가 8개월째에 정상으로 회복되자 완전히 끊고 생활해도 지장이 없는 상태가 되었다.

치 료 사 례 2

첫아이를 출산하고 하시모토갑상선염으로 내원한 20대 후반 여성이다. 직장에서 업무량이 많은 와중에 임신을 하고 갑상선기능저하증 진단을 받았다. 출산하고 회복되는 듯하더니 다시 저하증이 심해져서 우울증과 피로감으로 내원했다.

218

심한 피로감과 우울증, 짜증으로 아이를 보고도 전혀 친밀감이 들지 않는다고 했다. 생리통도 심하고 생리 전에는 심하게 붓고 가스가 차며 힘들어서 입맛이 없는데도 살이 빠지기는커녕 더 늘었다. 충분한 출산휴가를 갖지 못하고 직장에 복귀한 것이 저하증을 악화시키는 원인이 되었다.

🥣 **한방치료** 산후 보약과 함께 기력을 회복하는 처방을 하고 두통과 관절통 등 산후풍 증상을 치료하는 처방을 했다. 한 달 복용 후 피로감도 줄어들고 산후 증상도 좋아졌는데 우울감이 너무 심해서 힘들다고 했다. 보통 산후 우울증은 몸이 회복되면 같이 좋아져야 하는데 우울증만 회복되지 않는다는 것은 뇌에서 세로토닌이 잘 분비되지 않는 것이다. 정신을 편하게 하고 혈을 보하는 처방으로 뇌에 영양을 공급하고 활력을 주었더니 우울증도 서서히 회복되었다.

임신 중에는 갑상선호르몬이 더 많이 분비되어야 하는데 이 환자는 하시모토갑상선염이 생기면서 갑상선호르몬의 분비가 부족해져서 저하증이 심해진 경우였다. 치료를 통해 갑상선 수치가 좋아졌지만 언제든 재발할 수 있으므로 자신의 몸 상태를 점검해보고 저하 증상이 나타나면 양방과 한방을 병행해서 조기에 치료하라고 당부했다.

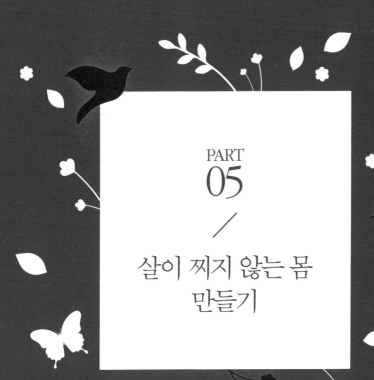

PART
05

살이 찌지 않는 몸
만들기

갑상선 환자가
살이 찌는 이유

"예전의 날씬했던 시절로 돌아가는 것이 소원이에요."

다이어트 전문 한의원을 운영하던 어느 날 30대 후반의 환자가 내원해서 이렇게 말했다. 둘째를 출산하고 살이 빠지지 않아 다이어트 보조제를 먹었다고 한다. 처음에는 식욕도 줄고 체중이 잘 빠지는 듯했다. 그런데 4kg이 감량되면서부터 갑자기 몸이 붓기 시작하더니 체중이 배로 늘어나 버렸다는 것이다. 무언가 잘못됐다는 생각에 병원에서 혈액검사를 해보니 갑상선기능저하증이었다. 갑상선호르몬제를 먹고 부종이 호전되면서 다시 다이어트를 결심했다.

"이젠 좋아졌으니 열심히 다이어트를 해봐야지."

이번에는 다이어트클리닉의 도움을 받아 체계적으로 해보기로 했다. 다이어트약 처방을 받고 식사를 절반 이상 줄이고 아침에는 해독 주스를 마셨다. 오후에는 아무리 바빠도 빼먹지 않고 2시간씩 운동도 했다. 첫 달에는 5kg, 둘째 달에는 3kg이 빠졌다. "역시 전문 클리닉의 도움을 받으니 효과가 있어."

그런데 셋째 달부터 몸이 자주 피곤하고 힘들더니 아침에 일어나면 다시 몸이 부으면서 체중이 늘어났다. 운동을 더 열심히 해도 몸이 무겁고 힘들기만 하고 살이 빠지기는커녕 더 늘어나는 것이었다.

"뭐가 문제일까?"

| 아프니까 살이 찐다 |

갑상선 환자들이 살이 빠지지 않는 데는 의사들의 책임이 크다. 갑상선호르몬제를 처방하고 수치만 정상이면 일상생활을 해도 된다고 한다. 갑상선 때문에 살이 찐다고 하면 무슨 소리를 하느냐고 부종은 살이 아니라고 한다. 운동을 하지 않아서 살이 찌는 거라는 대답은 치료가 안 되는 것을 회피하기 위한 핑계일 뿐이다.

갑상선 환자들은 대체로 부지런하고 식탐이 많지 않으며 날씬한 몸을 가지고 싶은 열망이 강하다. 갑상선 환자라고 무조건 살이 찌는 것은 아니다. 갑상선기능항진증은 살이 오히려 빠지고 갑상선 결절이 있는 환자들은 이유 없이 체중이 늘지는 않는다. 갑상선기능저하증, 다시 말하면 갑상선 기능이 떨어져서 호르몬제를 복용하는 사람들이 비정상적으로 체중이 늘어난다. 갑상선기능저하증 환자들이 살이 찌는 원인은 일반인의 비만하고는 다르다. 살이 찌는 원인이 외부가 아니라 내부에 있다.

갑상선 환자가 체중이 늘어나는 이유
첫째, 대사 기능이 감소하기 때문이다.
둘째, 미토콘드리아의 활성이 떨어지기 때문이다.
셋째, 대사 산물이 부종으로 쌓이기 때문이다.

먹은 음식은 위장으로 내려가 위액과 섞이면서 부드러운 죽이 된다. 위가 운동을 하면서 음식물을 잘 섞어줘야 하는데 대사 기능이 떨어지면 위가 뻣뻣해지고 위액도 부족해서 음식물이 위에 머물러 고인다. 실제로 갑상선 환자 중에 속이 안 좋아서 구토를 했더니 어제 먹은 음식이 소화가 안 된 채 그대로 나왔다고 하는 경우가 있다. 위장 기능이 떨어진 사람들은 음식을 먹으면 가슴이 답답하고 배가 빵빵해지면서 가스가 차오른다. 간 해독 능력도 떨어지고 장 운동도 느려서, 몸속에 남은 음식물이 가스를 만들고 일부는 장 주변에 쌓여서 배변을 힘들게 한다.

미토콘드리아는 세포 속으로 들어온 지방과 포도당을 태워서 에너지를 만드는 역할을 하는데, 갑상선호르몬이 부족하면 미토콘드리아가 충분히 활성화되지 못하여 체지방과 포도당을 많이 태우지 못한다. 갑상선 환자들이 적게 먹어도 체지방이 느는 이유다.

마지막으로 체중이 늘어나는 원인은 부종이다. 갑상선 저하로 인한 부종은 밤에 라면을 먹고 잔 다음 날 얼굴이 붓는 것과는 다르다. 일시적인 부종은 주로 얼굴에 쌓이고 활동을 하면 금방 없어진다. 수분이 많은 부종은 사우나에서 땀만 빼도 바로 줄어든다. 그러나 갑상선 저하로 인한 부종은 세포 내에서 에너지에 사용되고 남은 찌꺼기들이 죽은 세포들과 섞이면서 끈끈한 점액의 형태로 쌓이는 것이다. 얼굴뿐만 아니라 전신에서 만들어지며 아침과 오후에 심하다. 갑상선 부종은 하루 만에 없어지지 않고 누적되면서 마치 살이 찐 것처럼 체중이 늘고 세포 사이에 물질교환이나 세포의 기능을 방해한다.

| 다이어트가 오히려 독이다 |

"남들은 다 효과를 봤다고 추천하길래 나도 해봤는데 왜 나만 안 빠질까요?"

감량에 실패하면 오기가 생겨서 더 강력한 다이어트를 찾게 되고, 결국 극단적인 다이어트를 감행하게 된다.

키가 153cm에 체중이 60kg인 22세 여대생이 찾아와 3개월 만에 체중이 10kg 늘었다고 했다. 생리가 한 달 내내 멈추지 않고, 가슴이 답답하고 소화가 안 되며 변비도 심하다는 것이었다.

"날씬해지고 싶어서 원푸드 다이어트를 했어요. 한 달 동안 아무것도 먹지 않고 사과만 먹었더니 체중이 50kg까지 빠졌거든요. 그리고 몇 달 유지하다가 요요가 심하게 오고, 탈모도 생기고 생리도 멈추지 않아요."

병원에 가서 검사하고 갑상선기능저하증 진단을 받았다고 했다.

효과가 좋다고 하는 다이어트는 단기적인 효과를 노리기 때문에 극단적일 수밖에 없다. 다이어트 방법이 아무리 좋다고 해도 나하고 맞지 않으면 절대 함부로 따라 해서는 안 된다. 어떤 방식의 다이어트는 득보다 오히려 독이 되어 깊은 후유증을 남긴다.

갑상선 환자들이 부작용을 가장 많이 겪는 것이 원푸드 다이어트이다. 원푸드 다이어트는 하루 종일 한 가지 음식만 먹는 방법으로 편리하고 효과가 빨라서 10대나 20대 여학생들이 주로 많이 한다.

몇 년 전에 유행했던 1일 1식도 갑상선 환자에게는 무리가 있다. 갑상선 환자들은 소화력이 약해서 소량의 음식을 자주 먹는 것이 좋다. 하루 종일 굶다가 한꺼번에 많이 먹는 1일 1식은 소화력과 저장 기능이 좋은 젊은 남자들에게 잘 맞는다.

그런데 전문가에게 처방받은 다이어트약은 왜 효과가 없는 것일까? 갑상선 환자라고 다이어트약이 모두 효과가 없는 것은 아니다. 몇 가지 사항만 주의하면 충분히 효과를 볼 수 있다. 다이어트약이 내 몸 상태와 맞는지를 보고 신중하게 선택해야 한다. 그러려면 다이어트약의 특징을 알아야 한다.

다이어트약은 주된 원리가 식욕을 억제하고 대사를 올려주는 것이다. 일부 다이어트약은 소변이나 대변을 원활하게 해서 감량하기도 한다. 이론만 들으면 크게 문제될 것 없다. 일반적인 비만은 넘쳐서 찌는 것이다. 그러나 갑상선기능저하로 인한 비만은 부족해서 찌는 것이다. 대사량도 부족하고 에너지도 부족하다. 겉보기에는 튼실하고 근육량도 많아 보이지만 실제로는 엔진이 약한 자동차와 같다. 엔진이 약한 자동차를 억지로 밟아서 속도를 올리면 차는 잠시 빨리 달리고 기름이 소모되지만 얼마 못 가서 연기를 뿜으며 멈춰버리고 만다. 다이어트약은 약한 엔진을 가속하는 역할을 한다. 갑상선기능저하가 심할수록 다이어트약에 대한 부작용이 크다.

| 방법만 바꾸면 감량이 가능하다 |

"갑상선이 안 좋은 사람은 다이어트를 하면 안 돼요. 몸이 더 힘들어져요."

　다이어트 전문 한의원조차 갑상선 환자들이 다이어트를 위해 찾아오는 것을 꺼린다. 일반 사람들처럼 빠지지 않고 자꾸 컴플레인만 늘기 때문이다.

　'갑상선 다이어트는 일반적인 다이어트와 달라야 한다. 살이 찌는 원리를 보고 빼야 한다.'

　지난 10여 년간 갑상선 환자들을 전문으로 다이어트 치료를 하면서 깨달은 진리다. 다이어트 방법을 바꾸고 나서부터 갑상선 환자들을 치료하고 감량하는 데 어려움이 없이 대부분 효과를 본다. 오히려 갑상선 환자들은 식단 관리도 잘하고 규칙적인 생활을 하기 때문에 감량이 더 잘되고 유지도 잘했다. 결국 방법이 문제인 것이다.

　사람의 몸은 여러 가지 물질을 스스로 만들어낸다. 몸에 이상이 생기면 새로운 물질을 만들어서 몸을 보호하고 이상한 물질들이 쌓여서 몸을 망가뜨리기도 한다. 이렇게 부가적으로 만들어지는 물질들이 체중이 되고 몸을 망가뜨리는 원인이 된다. 갑상선 질환이 있다고 다이어트를 포기하거나 좌절할 필요 없다. 몇 가지 중요한 문제들만 해결한다면 충분히 감량해서 날씬한 몸매를 만들 수 있다.

갑상선 다이어트를 할 때
꼭 명심할 것

| 채소만 먹으면 위험하다 |

30대 중반의 남자가 어머니와 내원했다. 귀가 안 들리는지 크게 말을 해야 알아들었다. 20대에 갑자기 귀가 안 들리기 시작했는데 병원에서 원인불명이라는 진단을 받았다고 했다. 피부 여기저기 건선이 심했는데 심한 가려움증으로 밤마다 긁어대느라 더 심해졌다. 어머니는 아들의 건선을 치료해주고 싶다고 했는데 정작 본인은 뱃살을 빼고 싶다고 했다. 체지방 측정을 해보니 남자인데도 체지방이 많고 근육량이 너무 부족했다. 키가 175cm에 78kg이니 외관상 비만이라고는 할 수 없었지만, 근육량과 체지방의 비율이 심각한 정도였다.

"어릴 때 주로 어떻게 먹었어요?"

"어머니가 직접 유기농 채소를 재배해서 건강식으로 먹었어요."

흔히 부모님에게 건강식이란 집에서 직접 기른 무공해 채소로 만드는 것을 말한다. 성품이 착하고 말수가 적은 편이라 어머니가 해준 밥을 거부하지 않고 꼬박꼬박 잘 먹은 결과 영양 부실 상태가 되어버린 것이다. 이런 상태에서 20대에 스트레스를 많이 받아 청신경이 약해지고 결국 고음이 들리지 않게 되었다. 피부가 거칠고 윤기가 없는 것으로 봐서 건선도 피부 재생이 될 만큼 충분한 영양 공급이 되지 않아 피부가 반복적으로 벗겨지는 듯했다.

나는 철저히 단백질 위주의 식습관을 하라는 솔루션을 제시했다.

"삼겹살, 장어, 연어, 닭고기 등 고기만 많이 드세요."

탄수화물을 완전히 끊다시피 하고 오로지 고기만 챙겨 먹으라고 하면서 청신경과 피부를 재생하는 보약을 처방했다. 보약을 먹은 지 2개월이 되면서 큰 소리로 말하지 않아도 귀가 잘 들렸고 건선은 50% 호전되었다.

"앞으로 2개월 정도 더 복용하면 귀가 어느 정도 들리고 건선은 완전히 낫겠네요."

단백질 위주의 식단으로 바꾸는 것만으로도 체중이 4kg 감량되고 근육량이 늘었으며 체지방이 줄었다.

갑상선과 무관한 이 치료 사례는 영양의 균형이 얼마나 중요한

지를 보여준다.

　사람들은 자신이 선호하는 방법으로 다이어트를 하려는 경향이 있다. 여성들의 몸은 대체로 체지방이 많고 근육량이 부족하다. 이런 여성일수록 채소와 탄수화물만 먹고 다이어트를 하려고 한다.

　일반 여성들도 그렇지만 갑상선에 이상이 있는 여성은 단백질 섭취가 아주 중요하다. 영양을 고루 갖춘 식사를 해야 한다. 일정량의 단백질과 필수 비타민은 갑상선호르몬을 만들고 혈액 내로 전달하는 데 중요한 역할을 하기 때문이다.

|충분한 수면이 운동보다 더 중요하다|

"밤에 잠도 안 자고 운동을 하는데도 살이 안 빠져요."
다이어트를 하려고 운동을 너무 열심히 하다가 내원한 여성이 있었다. 갑상선기능저하증이 생긴 지 5년 되었는데, 전에는 운동을 하면 잘 빠지던 체중이 언젠가부터 안 빠진다고 했다.

　"2년 전만 해도 운동을 하면 살이 빠졌는데 지금은 하루에 4시간씩 운동을 해도 안 빠져요."

　상체가 비만하고 근육량이 많으면서 종아리가 부어 있었다. 몸이 전체적으로 단단해서 손으로 눌러도 잘 들어가지 않을 정도였다.

"운동을 너무 좋아해서 살이 안 빠지는 겁니다. 몸이 전체적으로 부어 있어서 단단하네요. 운동을 줄이거나 한동안 안 하는 것이 좋겠습니다."

운동을 1시간 이내로 줄이고 몸을 보하는 한약과 부종 한약을 처방하니 체중이 서서히 빠지면서 단단하던 피부가 부드러워지기 시작했다.

운동을 좋아하는 사람들은 수면 시간도 아껴가며 운동을 하는 경향이 있다. 그러다 운동을 안 하면 마음이 불안하거나 개운하지 않아서 계속 운동을 하게 된다. 특히 갑상선 환자들 중에 살이 안 빠지면 운동에 더 집착하는 사람들이 있다.

갑상선 환자들에게는 일정 시간의 휴식과 잠이 반드시 필요하다. 잠을 많이 자는 것을 게으르다고 생각하면 안 된다. 잠은 세포가 휴식을 취하고 내일을 위한 준비를 하는 소중한 시간이다. 밤 11시에 눈을 감으면 뇌, 위장, 골격근 등 낮에 열심히 일한 세포들이 휴식을 취한다. 미토콘드리아가 생성되고, 낡은 세포와 찌꺼기들을 청소하며 혈관을 깨끗하게 하고, 호르몬과 혈구를 만들고 손상된 세포를 복구한다. 새벽에 청소부들이 밤새 쌓인 쓰레기를 치우고 거리를 깨끗이 청소해서 기분 좋은 아침을 시작할 수 있는 환경을 만드는 것과 같다.

자신에게 필요한 운동량 정하기

1. 매일 아침저녁에 체중을 측정한다.

• 아침 체중이 저녁 체중보다 500g 이상 적은 경우 운동을 하면 좋다.

• 아침 체중이 저녁 체중보다 500g 이상 늘었고 전신 부종이 심하다면 운동하지 않는 것이 좋다.

• 아침 체중이 저녁 체중보다 1kg 이상 늘었다면 갑상선 수치를 검사해야 한다.

2. 근력운동이나 빠르게 걷기를 1시간 이상 했을 때

• 운동 후 컨디션이 좋고 체중이 줄거나 변화가 없다면 운동을 해도 된다.

• 운동 전보다 운동 후 체중이 500g 이상 늘고 몸이 붓는 느낌이 있다면 운동을 안 하는 것이 좋다.

• 운동 후 몸이 부으면서 근육통이 심하다면 갑상선기능저하가 심하다는 것이므로 운동을 쉬고 일도 줄여야 한다.

3. 갑상선에 도움이 되는 운동

• 전신을 이완하는 운동이나 스트레칭을 자주 한다.

• 아침저녁 30분씩 걷기를 한다.

• 운동량이 전혀 없는 사무직은 하루 1시간 정도 걷기를 한다.

• 집안일이나 육아로 쉴 틈이 없는 사람은 본인이 좋아하는 운동을 가볍게 한다.

• 스트레스를 받으면서 운동을 하느니 차라리 안 하는 편이 낫다.

| 스트레스부터 해결하라 |

"스트레스 때문입니다. 스트레스를 줄이세요."

"어떻게요?"

어딘가 몸이 안 좋아서 병원에 가면 스트레스 때문이라는 얘기를 들을 때가 많다. 원인을 몰라 핑계를 대는 것 같기도 하고 명쾌한 해답이 없어 답답하기만 하다.

갑상선 질환은 스트레스에 특히 취약하다. 스트레스를 받으면 갑상선 기능이 떨어지기 쉽다. 다이어트를 할 때 스트레스를 지속적으로 받는 사람들은 감량이 더디거나 잘되지 않는다. 이런 경우에는 스트레스부터 해결해야 한다.

스트레스는 크게 정신적 스트레스와 육체적인 스트레스가 있다. 정신적인 스트레스는 인간관계에서 오는데, 직장이나 가정 문제, 가족의 죽음 등으로 인한 것이다. 육체적인 스트레스는 과로나 지속적인 야근, 심한 불면으로 육체의 피로가 누적되었을 때 나타난다. 정신적인 스트레스는 우울감, 집중력 저하, 불면증 등을 유발하고, 육체적인 스트레스는 체력 저하, 피로감, 전신 통증 등으로 나타난다. 인체는 일정한 스트레스에 대한 방어 호르몬을 방출하는데 스트레스가 지속되면 방어 호르몬이 더 이상 효과를 발휘하지 못하면서 전신이 굳고 기혈 순환이 되지 않아 대사의 흐름도 느려진다.

스트레스를 줄이는 방법

1. 혼자만의 시간을 갖자.
2. 자신이 좋아하는 뭔가를 하라.
3. 맛있는 음식을 먹어라.

갑상선기능저하증도 심해지면서 체중이 늘고 잘 빠지지 않는다.

보통 술을 마시거나 친구들과 어울려 놀면서 스트레스를 푼다. 기분 전환은 되겠지만 육체적인 스트레스까지 완전히 풀리지는 않는다. 스트레스는 몸이 회복될 수 있을 정도로 완벽하게 풀어야 한다.

우리 몸은 주변에 한 명만 있어도 긴장한다. 따라서 혼자 있는 시간을 가지면 근육이 완전히 이완되고 몸이 편안해진다. 그런 다음 자신이 평소 하고 싶었지만 하지 못했던 일을 한다. 즐거운 일을 하면 뇌에서 행복 호르몬이 나오고 기운이 나면서 대사율이 올라간다. 마지막으로 맛있는 음식은 눌려 있던 기분을 풀어주고 몸에 영양분을 공급해서 전신에 기운을 북돋워준다.

스트레스 푸는 연습을 주기적으로 하다 보면 스트레스에 점점 강해진다. 이것을 스트레스 근육을 강화한다고 한다. 스트레스 근육이 강해지면 더 큰 스트레스를 받아도 이겨내고 갑상선이 손상되지 않는다.

효과적인 감량을 위한
'완전한 몸' 만들기

"운동도 하지 말고 잠을 많이 자고 잘 먹으면 살이 빠집니다."

다이어트를 위해 내원하는 사람들에게는 식사량을 줄이고 운동을 하라고 하지만 갑상선 환자들에게는 이렇게 말한다. 일부 다이어트 전문가들은 열심히 뭔가를 시키는 데만 급급하다. 상담을 받기 전에 미리 피트니스를 등록하고 오는 사람들도 있다. 체중은 몸을 괴롭힌다고 빠지는 것이 아니다.

우리 몸에는 스스로 체중을 조절하는 장치가 있다. 건강한 사람은 하루 이틀 폭식을 한다고 체중이 쉽게 늘어나지 않는다. 잠시 늘었다가도 며칠 지나면 다시 예전 체중으로 회복된다. 체중이 6kg 이상 지속적으로 늘어난다면 인체의 체중 조절 기능에 문제가 있는 것이다. 이때 체중을 원래대로 돌려놓지 않으면 체중은 고삐 풀린 망아지처럼 걷잡을 수 없이 늘어난다.

| 완전한 몸을 만드는 체크 포인트 3가지 |

첫째, 갑상선호르몬 수치를 확인한다

자고 일어나면 체중이 늘어나고 매달 규칙적으로 2kg씩 3개월 이상 늘어난다면 갑상선호르몬 수치를 검사해야 한다. 갑상선호르몬 수치는 안정적으로 유지되다가도 야근을 많이 하거나 스트레스를 받거나 생리불순이 3개월 이상 지속되면 낮아질 수 있다.

해결 포인트

- 갑상선 수치를 조절하는 갑상선호르몬제를 복용한다.
- 수치가 올라간 원인을 찾아서 해결한다.
- 감량보다는 체중이 늘지 않도록 유지하면서 컨디션을 회복한다.

둘째, 늘 더부룩하고 가스가 차고 배변이 시원하지 않은지를 확인한다

폭식을 하지 않더라도 컨디션이 떨어지거나 긴장을 많이 하면 위와 장의 기능이 떨어질 수 있다. 하루 종일 굶다가 저녁에 몰아서 먹거나 밀가루 음식을 장기간 먹으면 나타날 수 있다. 위의 증상이 나타나면 체중이 지속적으로 늘면서 복부가 커진다.

해결 포인트

- 아침과 점심을 평소 먹는 분량의 절반 정도 규칙적으로 먹고, 소화가 잘되는 부드러운 음식을 먹는다.
- 저녁 7시 이후에는 음식을 먹지 않는다.
- 매일 사과나 키위, 견과류를 먹고 배변을 원활하게 한다.
- 단기간에 빨리 감량해서 노폐물을 제거한다.

셋째, 이유 없이 피곤하고 집중력이 떨어지는지를 확인한다

피곤한 것을 대부분 업무 탓이려니 하지만 일주일 이상 피로가 지속되거나 자고 일어나도 풀리지 않는다면 다른 이유가 있다. 지속적인 피로를 유발하는 원인은 간의 기능이 떨어져 있거나, 부신의 스트레스 방어력이 떨어졌거나, 전신의 기력이 떨어진 경우이다. 이 피로들은 시간이 지나면 해결될 수도 있지만 갑상선 환자는 갑상선호르몬의 활성도를 떨어뜨려서 만성피로를 초래하며 체중이 늘어나는 원인이 된다.

해결 포인트

- 간 기능이 떨어져 있다면 일주일간 음주를 하지 않고 잠을 푹

잔다.

- 간 보조제를 복용하는 것이 도움이 된다.

- 부신의 피로는 반신욕을 하거나 마사지를 한다.

- 대추차나 생강차가 도움이 된다.

- 전신이 무기력하고 입맛이 없다면 홍삼이나 쌍화차를 마시고 따뜻하게 잔다.

- 단백질이 풍부한 음식을 먹으면 도움이 된다.

몸을 완전하게 만드는 과정은 다이어트를 준비하는 과정이다. 체중은 여러 가지 원인으로 늘어날 수 있는데 체중이 늘지 않고 잘 빠지려면 몸의 여러 기능이 정상으로 회복되어야 한다. 갑상선 다이어트는 몸을 완전하게 만드는 것에서 시작된다.

갑상선
다이어트 식단

"갑상선이 좋아지려면 무얼 먹어야 하나요?"

많은 식품 연구가들은 간에 좋은 음식, 위에 좋은 음식, 신장에 좋은 음식 등 몸을 치료하기 위한 식품들을 분석했다. 한방에서는 오장육부에 맞게 음식의 맛과 색을 구분하여 장부 질환을 치료하는데 음식을 응용한다. 그러나 갑상선에 좋은 음식은 이렇게 분류되지 않는다. 갑상선호르몬의 주원료인 요오드를 함유한 미역, 다시마 등의 해조류도 적당량 먹어야지 지나치게 섭취하면 오히려 갑상선암을 유발하는 원인이 된다.

　한 연구기관에서 다시마를 가지고 연구를 했다. 갑상선 기능이 떨어지는 환자들에게 일정 기간 다시마를 과다 복용하게 하여 갑상선 기능과 요오드의 연관성을 알아보는 것이었다. 다시마를 섭취한 초기에는 갑상선호르몬의 분비량이 늘어나는 등 긍정적인 효과가 나타났다. 그러나 섭취량이 일정 수준을 넘어섰을 때는 오히려 처음보다 갑상선호르몬의 분비가 감소했다. 호르몬은 인체의 항상성을 유지하는 물질이다. 넘쳐도 문제가 되고 부족해도 문제가 된다. 영양소도 이와 같다. 아무리 좋은 영양소도 지나치게 많이 먹으면 독이 되고, 너무 부족하면 기능을 퇴화시킨다. 그래서 갑상선 환자들은 음식에 집착하는 것보다 부족한 것을 보충하고 균형 있게 먹도록 노력해야 한다. 다음은 갑상선 다이어트 식단을 위한 3가지 기본 원칙이다.

첫째, 갑상선을 살리는 식사를 하라.

둘째, 영양소를 구분해서 챙겨라.

셋째, 내부의 적을 없애라.

갑상선 다이어트에 성공하려면 건강한 갑상선 만들기와 효과적인 다이어트 식단 짜기, 2가지를 먼저 해야 한다. 그리고 체내에서 다이어트를 방해하는 주요 요인을 제거해야 한다. 이것을 바탕으로 구성된 3가지 기본 원칙에 따라 갑상선 다이어트 식단이 만들어진다.

| 갑상선을 살리는 식사를 하라 |

갑상선을 살리는 영양소를 섭취한다

• 요오드

요오드는 오로지 갑상선만 흡수하는 것으로 갑상선호르몬의 주된 성분이다. 요오드는 한국인이 자주 먹는 미역, 다시마, 김 등의 해조류와 천일염으로 담근 김치, 젓갈 등에 풍부하다. 한국인은 전통적으로 요오드가 함유된 음식을 자주 먹기 때문에 굳이 요오드가 함유된 건강식품이나 스피루리나 가루 등을 먹을 필요 없다. 해조류를 지나치게 많이 먹는 것도 갑상선에 좋지 않다. 요오드가 함유된 식품은 일주일에 한두 번 정도만 섭취한다.

• 셀레늄

철분처럼 미량의 원소로 세포 내에서 항산화 작용을 하는 물질이다. 갑상선호르몬을 만드는 과정에서 나오는 불순물들을 제거하는 역할을 하며, 세포 내에서 만들어지는 활성산소를 제거한다. 셀레늄이 부족하면 갑상선암이 발생할 가능성이 높고 갑상선 기능이 떨어진다고 알려져서 최근에 갑상선을 보하는 중요 건강기능식품으로 각광받고 있다. 셀레늄은 부족하면 안 되는 중요한 미네랄이지만 아주 적은 양이 필요하므로 혈액 속에 지나치게 많으면 중독 증상이 나타날 수 있다.

셀레늄은 곡류, 육류, 어패류 등에 많이 함유되어 있으며, 표고버섯, 달걀, 시금치, 견과류 등에도 많이 있으므로 일반 식사를 골고루 하는 것만으로 충분히 섭취할 수 있다.

• 티로신

갑상선호르몬의 기초 원료가 되는 단백질이다. 갑상선호르몬은 티로신에 요오드가 부착되어 만들어진다. 또한 티로신은 기분을 좋게 만드는 도파민의 주원료가 되기도 한다. 갑상선기능저하증인 사람이 우울하고 집중력이 저하되며 의욕이 없을 때 티로신이 풍부한 음식을 먹으면 도움이 된다. 티로신은 오리고기, 생선류, 달걀, 아보카도, 바나나, 해산물, 시금치 등의 채소에 풍부하다.

• 아연

셀레늄과 같이 몸속에서 소량이 필요한 미네랄이다. 아연은 여러 대사 과정에 활용되는데 갑상선호르몬 T4가 T3로 전환될 때와 갑상선호르몬을 전달하는 데도 중요하다. 아연이 결핍되면 상처가 잘 낫지 않고 머리카락이 얇아지고 손톱에 하얀 점이 생기며, 갑상선기능저하증이 나타나기도 한다.

아연은 굴, 홍합, 새우, 게 등의 갑각류와 해바라기씨, 호박씨,

땅콩, 아몬드 등의 견과류, 치즈, 우유, 달걀 등에 많이 함유되어 있다. 아연 결핍이 있다면 아연 보충제를 복용해야 하지만 아무 근거 없이 보충하면 혈액 내 과잉으로 쌓여서 부작용을 유발할 수 있으니 반드시 전문가의 도움을 받아 복용해야 한다.

갑상선을 해치는 영양소는 삼간다

• 콩

콩은 밭에서 나는 고기라고 할 정도로 단백질이 풍부해서 육류를 좋아하지 않는 사람들이 단백질 보충을 위해 많이 섭취하며 갱년기 증상을 완화하는 유사 에스트로겐 성분이 있어서 갱년기에 섭취를 권장하는 식품이다. 콩에 대해서는 좋다 나쁘다 등 여러 의견이 있지만 과다한 콩 섭취는 갑상선호르몬의 합성을 낮춘다는 연구 결과가 많으므로 적당한 섭취가 필요하다. 갑상선 환자들은 콩나물, 콩국물, 두부 등의 음식은 주 3회 이하로 섭취를 낮추고 자주 먹는 것은 피한다.

• 글루텐

밀가루에 많이 들어 있는 글루텐에 특히 민감한 사람은 장염이 생기고 설사를 자주 하거나 가스가 찬다. 글루텐은 알레르기를 유발하기도 하고 갑상선호르몬과 유사한 구조를 가지고 있어서 항체가 글루텐을 공격할 때 갑상선 세포까지 공격해서 갑상선 질환을 유발할 수 있다. 하시모토갑상선염이 있는 사람이 장이 민감하고 피부 알레르기가 있다면 글루텐을 끊어야 하고 그렇지 않더라도 가급적 섭취를 자제하는 것이 좋다.

글루텐은 빵, 국수, 라면, 케이크 등 밀가루 식품에 주로 들어 있으며 보리나 메밀로 만든 식품에는 상대적으로 적다.

• 십자화과 채소

브로콜리, 양배추, 콜리플라워, 케일, 콜라비 등이 십자화과 채소이다. 다이어트를 위한 해독 주스에 브로콜리나 양배추를 많이 사용하고 위가 안 좋은 사람들은 양배추즙이나 양배추환을 먹을 정도로 몸에 좋은 식품으로 알려져 있다. 그러나 십자화과 채소의 특정 성분이 쌓이면 갑상선호르몬의 합성을 방해하고 갑상선 세포의 기능을 떨어뜨린다.

십자화과 채소는 일주일에 한두 번 반찬으로 먹는 것은 문제없지만 매일 주스로 갈아 먹는 등 자주 섭취하는 것은 피하는 것이 좋다.

| 영양소를 구분해서 챙겨라 |

아침에는 단백질, 점심에는 탄수화물, 저녁에는 비타민

한국인은 전통적으로 밥을 사랑하는 민족이다. 흔히 말하는 삼시 세끼는 밥 세 공기를 포함한 식사라고 생각한다. 다이어트를 하는 사람들이 세끼보다는 두 끼나 한 끼를 고집하는 것도 세끼 식사를 피하려는 의지가 담겨 있기도 하다.

갑상선 다이어트는 소식을 해야 하지만 식사를 거르면 안 된다. 몸에 부담을 덜어주고 소화가 잘되도록 하기 위해 소량의 식사를 세 번에 나눠서 섭취할 필요가 있다. 식사량은 적게, 영양은 부족하지 않게, 효과적인 소화를 위한 식단을 구성해야 한다.

아침에 입맛이 없다고 빈속에 커피를 마시거나 빵 한쪽을 먹고 출근하는 직장인들이 많다. 아침에 먹는 탄수화물은 식욕을 더 유발하므로 피하는 것이 좋고, 아침에 부드러운 달걀이나 연어 한 조각을 먹으면 점심까지 공복이 느껴지지 않고 피로가 줄어들며 인체에 필요한 단백질을 하루 종일 보충할 수 있다.

직장인들은 점심에 탄수화물을 먹으면 긴장된 뇌가 행복감을 느끼고 몸에 에너지가 생긴다. 탄수화물은 주요 에너지원이기 때문에 활동량이 가장 많은 점심에 먹는 것이 좋다. 면이나 빵이 아닌 밥 종류를 선택하고 고기나 채소가 골고루 있는 한식을 먹는다.

먹거리가 풍부한 현대인들에게 오히려 영양 결핍이 오기 쉽다. 탄수화물이나 단백질이 아니라 필수 비타민과 미네랄이 부족한 것이다. 혼자 사는 직장인이나 학생들은 채소와 과일을 챙겨 먹기가 어렵다. 밥을 먹느라 중요한 영양소를 놓치기도 한다. 여유가 있는 저녁에는 과일 하나와 견과류 한 줌을 먹는다.

음식의 종류를 바꿔가며 먹는다

음식마다 특정 성분이 치우쳐 있기에 좋아하는 음식만 먹지 않고 다양한 음식을 골고루 먹어야 필요한 영양소를 고르게 보충할 수 있다. 갑상선 환자들은 대부분 콜레스테롤 수치가 높다. 콜레스테롤은 간에서 합성되고 흡수되는데 갑상선호르몬이 부족하면 콜레스테롤 양이 조절되지 않고 불필요하게 많이 생성된다. 나쁜 콜레스테롤인 LDL을 낮추고 좋은 콜레스테롤인 HDL을 높이는 식사를 하려면 육류와 생선을 번갈아 섭취하고 식물성 지방의 섭취를 늘려야 한다.

저녁에 먹는 채소나 과일도 토마토나 사과만 매일 먹는 것보다는 여러 과일을 번갈아 먹고 견과류나 채소도 종류를 바꿔가며 섭취한다.

아침에는 1/3, 점심은 1/2, 저녁은 1/4 정도 섭취한다

하루 동안 섭취한 음식의 칼로리는 감량을 결정하는 데 가장 중요하다. 1인분을 기준으로 아침은 달걀 1개에 우유 1잔, 점심은 1인분 식사의 절반, 저녁은 사과 반 개 정도가 좋다. 1인분의 식사를 하루에 3회 나눠 먹는 것이지만 채소나 단백질은 이보다 조금 더 먹어도 된다.

| 내부의 적을 없애라 |

다이어트를 하는 사람들이 가장 힘들어하는 것이 변비다. 식사량이 줄면 변비가 생기고 변비가 생기면 정체기가 온다. 고질적인 변비가 있는 사람은 변비가 더 심해져서 다이어트를 포기하기도 한다. 두 번째로 다이어트를 방해하는 것이 부종이다. 다이어트를 하면서 부종이 더 심해지기도 하고 부종 때문에 다이어트를 해도 효과가 없을 수 있다.

갑상선으로 부종이 오는 것 말고 생리 전에 오는 부종도 문제가 된다. 생리 전에 정상적인 사람도 체중이 1.5kg 정도는 늘어날 수 있다. 생리전증후군이 심한 사람은 2~3kg까지 체중이 늘면서 생리가 끝나도 완전히 없어지지 않는다.

부종과 변비를 없애라

부종은 크게 아침에 생기는 '아침부종', 오후에 생기는 '하체부종', 생리 전에 오는 '생리 전 부종'이 있다. 아침부종은 자고 일어나면 얼굴과 손이 뚱뚱 붓는 것이다. 피로가 풀리지 않았거나 음주와 야식을 먹었을 때 나타난다. 하체부종은 변비나 생리불순, 하체가 냉한 사람들에게 잘 나타난다. 직장인들이 오래 앉아서 근무하다 보니 하체가 붓는다는 사람들이 점점 늘고 있다. 생리 전 부종은 생리를 하기 일주일 전부터 기분이 처지고 식욕이 왕성해지면서 몸이 붓는 것이다. 주로 복부와 허벅지 주변이 붓는다.

변비 해결하기

- 하루에 생수를 1리터 이상 마신다.
- 변비에 좋은 식품을 매일 먹는다(말린 자두, 견과류, 사과, 프로바이오틱스, 요구르트 등).
- 고기를 먹을 때는 채소를 곁들인다.
- 빠르게 걷기를 주 2회 이상 한다.
- 아랫배에 힘을 줬다 풀었다 하는 운동을 자주 한다.
- 변비가 일주일 이상 지속되면 약을 먹어서라도 숙변을 제거한다.
- 고질적인 변비는 치료를 받는다.

다이어트를 하다 보면 먹는 양이 줄고 장이 건조해지면서 변비가 생기기 쉽다. 다이어트 중에 생기는 변비는 식사 종류를 바꾸면 해결된다. 식사량은 줄이더라도 변비에 유리한 요구르트나 사과, 키위, 채소 등은 자주 먹는다. 변비는 일주일 이상 지속되면 장 근육이 무력해지면서 쉽게 해결되지 않기 때문에 2일에 한 번은 대변을 볼 수 있도록 빠른 조치를 하는 것이 좋다.

나이가 들면 변비가 없던 사람도 점점 변비가 생기고 변이 가늘게 나온다. 이것은 복부비만의 원인이 되고 장에 찌꺼기가 쌓여서 장점막에 염증을 일으키므로 치료를 받아야 한다. 시중에 변비 치료제나 보조식품이 다양하게 나와 있는데 자신에게 맞는 것이 있고 맞지 않는 것이 있다. 어떤 것이 효과적인지 알아보고 복용하는 것이 좋다.

부종 줄이기

■ 아침부종

• 저녁 6시 이후에 짠 음식이나 국물을 먹지 않는다.

• 아침에 반신욕을 땀이 날 정도로 한다.

• 목과 어깨를 풀어주는 스트레칭을 하고 얼굴 주변을 지압하듯이 눌러준다.

• 차가운 물수건을 얼굴에 대고 가볍게 눌러준다.

■ 하체부종

• 앉아서 일하는 중간에 일어나서 주변을 걷거나 가벼운 다리 스트레칭을 한다.

• 발을 압박하지 않는 편한 신발을 신고 일할 때는 슬리퍼를 신는다.

• 앉아서 수시로 발목을 돌리거나 양발을 뻗는 스트레칭을 한다.

• 부종에 효과적인 복령차나 동규자차를 마신다.

■ 생리 전 부종

• 생리전증후군이 느껴지면 잠을 푹 자고 피로회복제를 먹는다.

• 식욕이 폭발하면 단 음식이 아니라 보양식(삼계탕, 장어, 보쌈 등)을 먹어 체력을 보충한다.

• 아랫배와 하체를 따뜻하게 입고 잘 때도 따뜻하게 한다.

• 율무차, 생강차, 오미자차, 옥수수수염차 등이 좋다.

| 갑상선 다이어트를 위한 일주일 식단 |

[월요일]
아침 우유 1잔, 에그스크램블
점심 회덮밥(밥 1/2공기)
저녁 사과 1개

[화요일]
아침 토마토 주스 1잔, 올리브유를
뿌린 연어구이 1조각
점심 김치볶음밥(밥 1/2공기)
저녁 하루견과류 1봉지, 두유 1잔

[수요일]
아침 우유 1잔, 구운 달걀 1개
점심 비빔밥(밥 1/2공기)
저녁 배 1/2개

[목요일]
아침 곡물라테 1잔
점심 생선구이(밥 1/2공기)
저녁 생과일 주스 1잔

[금요일]
아침 아보카도 닭가슴살 샐러드
점심 올리브파스타
저녁 요구르트 1잔, 아몬드

[토요일]
아침 생과일 주스 1잔, 구워 먹는 치즈
점심 보쌈(밥 1/2공기)
저녁 포도 1송이

[일요일]
아침&점심 소고기 샤부샤부
저녁 망고, 견과류 샐러드

| 갑상선을 다스리는 3대 한방차 |

수술 후 목과 어깨 통증을 줄이는 당귀대추차

갑상선 수술을 하고 나면 수술 부위 주변부 근육이 위축되면서 가슴과 목, 어깨가 당기는 통증이 심하다. 시간이 지나도 호전되지 않거나 통증이 심할 때 당귀는 뭉친 근육의 어혈을 풀어주고, 대추는 체력을 보충하면서 근육을 부드럽게 풀어주는 효과가 있다.

【재료】

당귀 20g, 대추 20g

....

【만드는 법】

1. 당귀와 대추를 씻어서 냄비에 넣는다.
2. 물 6컵을 붓고 30분 정도 불린다.
3. 중불에 물이 끓으면 약불로 줄여서 물이 절반으로 줄어들 때까지 달인다.
4. 체에 걸러서 병에 담아 냉장 보관하고 하루 2회 아침저녁으로 마신다.

....

【먹으면 좋은 사람】

- 갑상선 수술을 하고 나서 바로 만들어 먹으면 수술 부위의 어혈이 빨리 없어지면서 유착을 막을 수 있다.
- 수술 후 체력이 약해서 회복이 더딘 사람
- 수술 부위가 아프고 어깨와 목이 당기는 사람

목이 아플 때 좋은 맥문동차

갑상선이 많이 부어 있거나 수술을 하고 나면 목이 자주 쉬고 목소리가 갈라진다. 목이 건조해서 힘들거나 목소리가 안 나올 때 맥문동차를 진하게 달여 마시면 목이 촉촉해지면서 말을 많이 해도 목이 힘들지 않다.

【재료】

맥문동 30g, 말린 대추 10g, 인삼 8g, 감초 4g

【만드는 법】

1. 모든 재료를 씻어서 냄비에 넣는다.
2. 물 6컵을 붓고 30분 정도 불린다.
3. 중불에 물이 끓으면 약불에서 물이 절반으로 줄어들 때까지 달인다(천천히 오래 달이는 것이 좋은데 물이 줄어서 약재가 타지 않도록 주의한다).
4. 체에 걸러서 병에 담아 냉장 보관하고 따뜻하게 데워 하루 3회 나눠 마신다.

【먹으면 좋은 사람】

- 목이 자주 건조하고 목소리가 쉬는 사람
- 말을 많이 하는 직업을 가진 사람
- 갑상선 수술 후에 목소리가 안 나오는 사람
- 목소리가 작고 갈라지는 사람

부기를 없애는 복령차

갑상선기능저하증이나 갑상선암 수술을 하고 나면 몸이 많이 부을 수 있다. 아침에 얼굴과 손발이 많이 부었을 때 복령차를 마시면 전신의 부기가 많이 빠지는 효과가 있다.

【재료】

동규자 20g, 복령 20g, 의이인(율무) 20g

【만드는 법】

1. 준비한 약재를 씻어서 냄비에 넣는다.
2. 물 10컵을 붓는다.
3. 중불에 끓이다가 약불로 줄여서 물이 절반으로 줄어들 때까지 달인다.
4. 체에 걸러서 병에 담아 냉장 보관하고 부종이 심하면 하루 3회, 부종이 보통이면 하루 2회 나눠 마신다. 차게 물처럼 마셔도 좋다.

【먹으면 좋은 사람】

- 갑상선으로 부종이 심한 사람
- 오후에 다리가 많이 붓는 사람
- 출산 후 부기가 안 빠지는 사람
- 생리 전에 부종이 심한 사람

갑상선
치료 다이어트

어느 날 한가로운 오후에 50대로 보이는 살이 통통하고 부유해 보이는 환자가 내원했다. 별로 부족한 것이 없고 스트레스를 주는 사람도 없는데 오로지 날씬해 보는 것이 소원이라고 했다. 30대에 갑상선기능항진증으로 치료를 받고 나서 서서히 체중이 늘더니, 한 번도 날씬해본 적이 없다고 했다. 다이어트를 위해 안 해본 것이 없고, 안 다녀본 병원도 없어서 다이어트에 쏟아부은 돈만 해도 집 한 채 값이라고 하소연했다.

"치료 다이어트는 안 해보셨죠? 치료를 해야 살이 빠집니다."

"치료요? 뭘 치료하는데요."

수많은 병원에서 살을 빼준다는 얘기는 들었어도 치료를 해야 한다는 얘기는 못 들어서 깜짝 놀라는 눈치였다.

"부종이 있고, 갱년기 증상도 심하고, 가슴이 답답하고, 소화도 안 되고 가스가 차고, 자다가 소변이 마려워서 수시로 일어나고, 변비도 있고 게다가 잠도 못 잔다면서요. 이걸 다 치료해야 살이 빠집니다."

다이어트를 하겠다고 병원을 찾은 환자 중에 위의 증상들 중 어느 하나도 없이 건강한 사람은 드물다. 아픈 데 없이 건강한 사람들은 굳이 한의원까지 오지 않더라도 다이어트를 할 곳은 넘친다. 그러나 위와 아래가 막히고, 몸이 붓고 가스가 차면서 살이 찌는 사람이 무슨 수로 혼자 살을 빼겠는가.

갑상선 질환을 가지고 있는 사람 중에 관리를 잘해서 날씬하고 건강한 사람들도 있다. 그러나 아이를 낳고 직장에서 스트레스를 받으면서, 또는 나이가 들면서 갑상선 상태가 악화되고 관리가 힘들어지면서 살이 찐다.

| 갑상선 때문에 살이 찐다 |

한방에서는 타고난 체질, 후천적으로 발생한 흠이 무엇인가를 바탕으로 치료가 시작된다. 선천적으로 간이 약한 사람, 폐가 약한 사람, 심장이 약한 사람들은 어떤 병이 올 때 약한 장기가 가장 먼저 타격을 받기 때문에 이 부분을 고려해서 치료해야 한다. 마찬가지로 갑상선을 제거했거나 약한 사람은 그에 따른 증상과 함께 체중이 늘어난다. 앞에서 설명한 환자도 마찬가지다. 30대에 갑상선항진증을 치료하고 갑상선 기능이 상실된 지 20년이 되었지만 여전히 갑상선의 영향을 받고 있다. 젊어서 수술을 받으면 후유증이 크지 않아서 살이 찌더라도 다이어트를 조금만 하면 감량되지만, 나이가 들면 갑상선호르몬제를 복용하더라도 갑상선기능저하증이 나타나면서 살이 찐다. 특히 갱년기가 가까워지는 40대 중반이 되면서부터 소화력과 전체 에너지 대사량이 떨어지면서 갑상선기능저하증과 갱년기 증상이 겹치면 체중은 점점 늘어나서 걷잡을 수 없다. 본인은 모든 것이 갱년기 때문이라고 생각하지만 갑상선의 영향이 더 크다.

갑상선 다이어트를 할 때 중요한 포인트는 살이 찐 원인들을 분석해서 하나하나 치료해야 한다는 것이다. 다이어트 효과를 보려면 건강한 사람의 신체와 같은 조건부터 만들어야 한다.

치료 다이어트의 핵심 포인트

• 첫 번째 : 피로를 없앤다.

피로가 쌓이면 체지방이 에너지로 연소되지 못해 갑상선기능저하증이 심해진다. 피로의 원인을 치료해서 기력과 갑상선 기능을 회복한다.

• 두 번째 : 소화 기능, 배출 기능, 갱년기 증상을 치료한다.

위와 대장, 방광의 기능이 원활해야 불필요한 노폐물이 쌓이지 않는다. 갱년기 증상은 대사율을 떨어뜨리고 자체만으로 체중 증가의 원인이 되므로 빈드시 치료한다.

• 세 번째 : 부종과 생리전증후군, 생리불순을 치료한다.

살이 찌는 내부의 요인들을 제거한다.

• 네 번째 : 기혈 순환을 촉진하고 대사율을 올린다.

기혈 순환이 잘되고 대사율이 올라가면 배가 고프지 않고 에너지 대사가 잘된다. 이것은 감량을 촉진하는 과정이다.

| 하시모토갑상선염 다이어트 |

갑상선 질환 중에 다이어트가 가장 힘든 것이 하시모토갑상선염이다. 갑상선암은 제거 수술을 하고 나면 갑상선으로 인한 영향력이 줄어들고, 갑상선호르몬제만 잘 복용하면 되기 때문에 편할 수 있다. 반면 하시모토갑상선염을 가진 사람들은 대체로 체력이 약하고 정신적으로 예민하다. 면역력과 몸의 컨디션에 따라 염증의 정도가 좋았다 나빴다 반복하면서 갑상선 수치가 자주 변한다. 복용하는 갑상선호르몬제는 이런 민감한 부분을 조절하지 못하기 때문에 체중이 늘어난다.

작년 봄에 하시모토갑상선염으로 갑상선호르몬제를 3년 정도 복용한 환자가 내원했다. 피부가 희고 키가 크며 마른 체형인데 하체만 비만인 30대 여성이었다. 최근에 갑자기 체중이 5kg 정도 늘어서 감량하러 온 것이었다. 신체 증상으로 자주 피로하고 다리가 부으며 추위를 많이 타고 선천적으로 소화가 안 된다고 했다. 기력을 회복하고 몸을 따뜻하게 하며 하체 부종을 없애는 처방을 하고 다이어트도 잘되었는데 올 9월에 다시 내원했다.

"요즘 살이 다시 찌려고 해서 왔어요."

야근이 많아지면서 다시 피로가 쌓이더니 조금씩 체중이 늘고 있다고 했다.

평소 체력이 약한 사람은 갑상선 수치의 기복이 심한데 이럴 때마다 호르몬제를 늘리는 것보다는 건강할 때 근력운동을 하고 단백질을 잘 챙겨 먹으면서 기초체력을 쌓는 것이 좋다. 여건이 안 되면 체력을 보충할 보약을 먹거나 충분한 수면으로 몸이 무너지지 않도록 관리해야 한다. 이 환자는 보약을 처방하면서 체지방을 줄이고 근육량을 늘리도록 식단을 짜주었다.

갑상선기능저하증을 극복하고 건강하게 사는 방법은 평소 증상이 없을 때 운동과 식단 조절로 근육량을 늘리고 체력을 올리는 것이다. 갑상선기능저하증이 심해지면 바로 체중이 늘고 몸에 증상이 하나씩 나타나는데, 이때는 몸을 편안히 하고 일을 줄이면서 피로를 회복하는 데 집중한다.

하시모토갑상선염으로 살이 잘 찌는 유형

- 평소 몸이 약하고 잘 아픈 사람
- 야근이 많은데 주말에도 쉬지 않아서 피로가 누적된 사람
- 피부가 희고 소화기가 약한 사람
- 탄수화물 위주의 식습관으로 체지방이 많고 근육량이 적은 사람
- 육아 스트레스가 심한 주부
- 갱년기 여성

치료 포인트

- 단백질을 잘 챙겨 먹고 면역력을 올리는 식사를 한다.
- 건강할 때 근력운동을 해서 체력을 키운다.
- 소화가 잘되는 음식을 먹고 장 건강에 신경 쓴다.
- 야근을 많이 할 때는 주말에 잠을 보충하고 푹 쉰다.
- 육아로 힘들더라도 자기 시간을 갖는다.
- 갱년기 증상이 심하지 않도록 미리 치료한다.
- 갑상선 증상이 심하면 바로 치료를 받는다.

| 갑상선기능항진증 다이어트 |

갑상선기능항진증 치료를 받고 갑상선이 정상적으로 회복되었다면 문제없으나 방사성요오드 치료나 갑상선 수술을 받은 사람들은 감량할 때 어려움을 겪는다. 갑상선기능항진증을 겪은 사람 중에도 후유증이 적고 감량이 잘되는 유형과 후유증이 많고 감량이 안 되는 유형이 있다.

피부가 검은 편이고 탄력이 있으며 근육이 많은 체형은 감량이 잘된다

한방에서 피부가 검다는 것은 기가 실하고 열이 많은 체질에 속한다. 근육이 발달하고 체력이 좋아서 수술 후에도 회복이 빠르고 갑상선호르몬제도 잘 흡수한다. 살이 찌더라도 다이어트를 하면 잘 빠지고 부종도 적은 편이다.

이런 경우에는 폭식을 하지 말고 본인의 체력을 과신해서 과로나 음주를 많이 해서는 안 된다. 갑상선호르몬제를 거르지 말고 챙겨 먹으며 식단 조절과 운동을 하면 감량이 잘된다. 장기간의 과로로 체력이 급격히 떨어지면서 체중이 많이 늘면 쉽게 빠지지 않으므로 이럴 때는 정기를 보하는 한약으로 손상을 회복하면서 다이어트를 병행한다.

피부가 희고 살이 무르며 체지방이 많은 사람은 감량이 힘들다

피부가 희고 살이 무른 사람은 본래 살이 잘 찌는 유형이다. 단백질을 챙겨 먹고 운동을 해도 근육이 잘 생기지 않고 체지방이 잘 쌓이며 부종이 많다. 본래도 살이 잘 찌는데 갑상선기능항진증 수술을 하고 나면 체중이 늘기만 하고 잘 빠지지 않는다.

이런 경우에는 감량이 더디지만 꾸준히 노력하면 지속적인 감량이 가능하다. 운동이나 식단 조절만으로 빠른 감량은 어려우므로 치료 다이어트의 도움을 받는 것이 빠르다. 단백질 위주의 식습관을 가지고 탄수화물은 최소한으로 줄이며, 유산소운동보다는 근력운동을 해서 근육량을 늘리는 것이 좋다. 다이어트를 포기하면 체중이 급격히 늘 수 있으므로 급격한 다이어트보다는 꾸준한 다이어트를 한다.

| 갑상선암 수술 다이어트 |

"갑상선암 수술을 하고 살이 너무 쪘어요."
의사들은 갑상선암 수술과 체중은 아무 상관 없다고 하는데 수술 후 체중이 늘어서 안 빠진다고 하는 환자들이 많다. 갑상선암 수술 후 살이 찌는 원인은 다양한데 회복기에 잘 먹고 잘 쉬어서 그렇다고 생각할 수도 있겠지만 갑상선이라는 특수성 때문에 살이 찔 수밖에 없다. 갑상선암 수술 후 살이 찌는 원인은 다양하므로 감량 계획을 세울 때는 살이 찐 원인을 보고 이에 맞게 감량 계획을 세워야 한다.

갑상선 수술 후 살이 찌는 원인

• 갑상선 수술 후 방사선치료를 받는 중에 살이 찐다.

복용하던 갑상선호르몬제를 일시적으로 줄이면서 찔 수도 있지만 수술과 방사선치료를 하면서 몸이 힘들면 살이 찐다.

• 수술 후 호르몬제를 먹기 시작하면 호르몬제에 대한 적응 과정에서 살이 찐다.

수술 초기에 몸이 회복되지 않은 상태에서 낯선 호르몬제는 흡수가 잘되지 않을 수 있다. 호르몬제가 제대로 작용하기까지 체중이 늘어난다.

• 수술 후 충분히 쉬지 못하고 일하면 체중이 늘어난다.

나이가 들어서 수술을 한 경우에는 한 달 이상 일을 쉬면서 회복기를 갖는 것이 좋다.

• 수술 후 너무 잘 먹어서 찐다.

수술을 한 다음에 세끼를 너무 잘 챙겨 먹어서 살이 찌는 사람들이 많다.

• 몸이 아픈 곳이 많은 상태에서 수술하면 살이 찐다.

체중은 먹어서 찌는 것보다 몸이 힘들어서 찌는 경우가 많다.

치료 포인트

• 1단계 : 수술 후유증부터 치료한다.

수술 후 신체통이나 만성피로, 소화 장애 등이 있으면 몸에 무리가 오므로 다이어트를 포기하기 쉽다. 이런 불편한 부분들을 치료해서 다이어트를 할 때 기력이 떨어지지 않도록 한다.

• 2단계 : 갑상선호르몬제가 잘 흡수되도록 한다.

갑상선 다이어트에서 한약을 처방할 때 가장 중요한 부분은 갑상선호르몬제의 활용 능력을 올리는 것이다. 갑상선 호르몬제의 활용률만 올려도 체지방의 40%는 추가로 감량될 수 있으며 불필요한 지방이 쌓이지 않는다.

• 3단계 : 부종을 없애고 순환이 잘되는 처방을 한다.

직접적으로 다이어트 효과를 볼 수 있으며 감량 폭이 일정하다.

• 4단계 : 다이어트 식단을 철저히 지킨다.

수술을 했다고 너무 보양식을 많이 먹으면 오히려 회복도 느리고 체중이 늘어난다. 부드럽고 소화가 잘되는 음식을 먹어서 수술 전 체중으로 돌아가야 몸이 편해진다.

"몸도 안 좋은데 무슨 다이어트야."

갑상선으로 힘든데 굳이 다이어트를 왜 하느냐고 핀잔을 주는 사람들이 있다. 그래서 다이어트를 망설이거나 몰래 하는 사람들도 있다. 이것은 다이어트와 치료를 분리해서 생각하기 때문이다. 다이어트는 몸을 망치는 과정이 아니라 치료하는 과정이다. 특히 갑상선 환자에게 다이어트는 치료의 일환이다. 감량이 돼야 몸의 구석구석이 회복되고 일상생활을 즐겁게 할 수 있는 에너지가 생긴다. 다만 몸이 망가지는 다이어트가 아니라 몸이 회복되는 다이어트를 해야 한다.

넘치지도, 부족하지도 않게, 적절히

처음 운전을 배우고 마련한 검정색 그랜저는 12년간 나와 함께했다. 세차도 자주 하고 오일도 좋은 것으로 넣어주는 등 나름 신경을 써서인지 10년째 별 이상 없이 타고 다녔다. 그런데 어느 날 속초 바닷가를 한창 달리고 있을 때 차가 갑자기 멈춰 섰다. 모처럼 떠난 가족 여행에서 난감한 일이 벌어진 것이다.

"먼지가 들어가서 일시적으로 멈춘 거네요. 평소 관리를 잘하셔서 이 정도면 5년은 거뜬하겠어요." 가까운 정비소에 가서 문제되는 부품 몇 가지를 교체하고 점검도 받았다.

우리의 갑상선도 이와 같다. 갑상선이 제 기능을 못하면 어느 날 갑자기 일상이 멈추고 육체가 갑자기 시들어버린다. 갑상선은 매일 마시는 공기처럼 매일 만들어져서 몸 구석구석에 적절히 공급되어야 한다. 삶에 꼭 필요한 에너지와 같은 요소여서 넘치면 모르다가 부족하면 많은 불편함을 주기 때문에 평소 각별히 신경 써서 관리해야 한다.

에너지의 70%만 사용하자

갑상선이 약하다는 것은 에너지 효율이 떨어지는 오래된 차와 비슷하다. 오래된 차를 잘 타려면 늘 일정한 속도로 무리하지 않고 달려야 한다. 차가 견딜 수 없는 최대 속도로 가속해서 달리다 보면 엔진에 무리가 가서 수명이 반으로 떨어지듯이 갑상선은 과로와 스트레스에 가장 취약한 기관이다. 규칙적이고 적당한 강도로 일하고, 충분히 휴식을 취한다. 정신적인 스트레스도 있지만 육체적인 스트레스도 있다. 좋아하는 운동이나 좋아하는 취미도 잠을 줄여가면서 하면 갑상선에 무리가 간다. 주말에는 스트레스를 풀고 마음과 몸의 여유를 갖는 것이 좋다.

아침은 단백질, 점심은 탄수화물, 저녁은 비타민을 먹자

갑상선에 특히 좋은 음식은 없다. 갑상선이 건강하고 늘 에너지가 넘치는 삶을 살려면 단백질과 탄수화물, 비타민이 골고루 섞인 식사를 하는 것이 좋다. 단백질은 주로 우유, 달걀, 살코기, 생선, 치즈 등에 많은데 주로 아침에 한 주먹 정도(달걀 2개 또는 살코기 150g)의 단백질을 먹으면 내 몸에 필요한 근육과 백혈구, 적혈구, 호르몬 등이 만들어지는 원료로 쓰인다. 점심에는 활동 에너지를 공급하고 뇌에 활력을 주는 탄수화물이 포함된 식사를 한다. 탄수화물은 점심에 섭취하면 저녁이 되기 전에 하루에 필요한 에너지로 모두 쓰인다. 저녁에는 평소 잘 못 챙겨 먹는 채소나 과일, 견과류 등을 먹으면서 부족한 비타민을 보충한다.

갑상선호르몬을 만드는 데는 요오드와 필수아미노산인 티로신, 그리고 호르몬 합성에 필요한 여러 가지 비타민이 필요하다. 어느 특정한 영양제를 먹는 것보다는 버섯, 시금치, 당근, 견과류 등을 골고루 먹어서 다양한 영양소를 공급하는 것이 좋다.

운동보다는 휴식이 필요하다

요즘 현대인들은 운동에 대해 일종의 죄책감 같은 것을 가지고 있다. 주로 차를 타고 다니고 사무실에 앉아만 있다 보니 살이 쪄도, 허리가 아파도, 병에 걸려도 운동 부족이 원인이라며 마치 운동이 만병통치약인 듯 생각한다. 갑상선 질환으로 살이 찐 사람도 마찬가지다. 살이 찐 것을 운동 부족으로 생각하고 밤늦게 퇴근해도, 잠을 줄여서라도 반드시 운동하려고 한다.

앞에서도 말했듯이 갑상선 질환은 에너지가 과하게 사용되거나 부족해서 나타나는 질환이다. 갑상선기능항진이든 갑상선기능저하든 모두 체내의 에너지에 한계가 오는 질환이기 때문에 과한 운동은 오히려 독이 될 수 있다. 운동을 하고 나서 몸이 퉁퉁 붓고 근육통이 심하다면, 운동을 했는데도 몸이 개운하지 않고 더 피곤하다면 운동이 나에게는 독으로 작용하고 있음을 명심하자. 몸을 풀어주면서 기분이 좋아지는 정도로 가볍게 운동하는 것이 좋다.

충분한 수면 시간을 확보하자

나는 하루에 잠을 보통 7시간에서 어떨 때는 9시간 잔다. 때로는 아침 9시나 10시까지 자기도 하는데, 충분히 자지 않으면 하루 종일 몸이 무겁고 머리가 멍하다. 잠을 많이 자야 피로가 풀리는 사람이 있고 하루 5시간만 자도 거뜬한 사람도 있다. 어떤 사람은 잠을 자는 것을 시간 낭비나 게으른 짓이라 여기며 잠을 줄여서라도 더 많이 일하려고 한다. 갑상선 환자들을 보면 대체로 부지런하고 일을 많이 하는 편이며 잠을 적게 자는 경향이 있다. 낮에도 쉬지 못하고 불면증을 겪는 사람도 많다.

잠을 자는 시간은 몸 안에서 또 다른 창조가 일어나는 시간이다. 잠자는 동안 몸 안의 노폐물을 치우는 청소 작업이 이루어지고 세포를 깨끗하게 만들고 내일 쓸 호르몬과 필요한 물질들을 만들어 낸다. 갑상선호르몬도 이 시간에 가장 많이 만들어진다. 잠을 안 자거나 적게 자면 씻겨지지 않은 채로 내일을 맞이하게 되고 호르몬은 부족해진다. 그러면 아침에 퉁퉁 붓고 하루 종일 피로에 절어 있는 것이다. 수면은 갑상선의 수명을 늘리고 인체의 노화를 막아 주므로 충분한 수면 시간을 확보하고 숙면을 취하는 습관을 갖자.

무리한 다이어트를 피하라

갑상선 질환을 가진 사람들이 가장 스트레스를 받는 부분은 외모의 변화이다. 갑상선기능저하증이 갑자기 심해지면 한 달에 10kg이 찌기도 하고 1년에 20kg이 늘기도 한다. 갑상선에 문제가 생기면 얼굴부터 전신이 물에 불은 빵처럼 퉁퉁 붓거나 풍선처럼 빵빵해진다. 날씬하던 사람이 갑자기 체중이 늘면 당황해서 다이어트 클리닉을 찾기 마련이다. 다이어트 식품, 단식, 해독 주스 등을 해보지만 처음에는 살이 빠지는 듯하다가 심한 요요 현상이 오기도 한다. 갑상선이 약한 사람이 무리한 다이어트를 하면 심한 갑상선 질환으로 발전되기도 한다.

갑상선 질환으로 인해 살이 찌는 것은 갑상선호르몬이 인체에서 충분히 제 역할을 못하기 때문에 비정상적으로 몸이 부푸는 것이다. 먹은 음식이 이틀이 지나도 그대로 위장에 머물러 가스를 만들고 몸에 독소로 쌓인다. 이런 상태에서 일반적인 다이어트는 오히려 갑상선 질환을 부추기는 격이 된다. 시중에 유행하는 다이어트 방법은 건강하고 잘 먹는 사람에게 맞춰져 있기 때문에 갑상선 질환을 가진 사람들은 다이어트를 할 때 신중해야 한다.

수칙 06

건강기능식품도 필요한 것만 적당히 먹자

"몸이 너무 힘들어서 안 먹어본 게 없어요."

최근에 내원한 50대 여성은 복용하는 건강기능식품만 무려 10가지가 넘었다.

"하루에 이렇게 많이 먹으면 10%도 흡수되지 않고 독으로 쌓여요."

꼭 필요한 몇 가지만 골라주고 나머지는 더 이상 먹지 않도록 권유했다. 갑상선 기능이 떨어지면 가장 먼저 위장과 간이 힘들어진다. 위는 소화를 못 시키고 간은 해독과 합성 기능이 떨어져서 콜레스테롤과 지방간이 발생하는데 건강기능식품을 많이 먹으면 간에 더 많은 부담을 준다. 과한 영양 성분은 세포 사이사이의 틈을 막아서 정상적인 물질이 들어가지 못하게 하므로 정상적인 갑상선 호르몬이 세포에 도달하지 못하는 것이다.

건강기능식품은 전문가와 상담해서 부족한 부분을 보충할 수 있는 한두 가지만 먹는 것이 좋다.

생기 가득 몸속 비밀

갑상선 치료비책

ⓒ 밀리언서재, 2021

초판 1쇄 인쇄 | 2021년 11월 20일
초판 1쇄 발행 | 2021년 11월 25일

지은이 | 정지인
펴낸이 | 정서윤

책임편집 | 추지영
디자인 | 지 윤
마케팅 | 신용천
물류 | 비앤북스

펴낸곳 | 밀리언서재
등록 | 2020. 3. 10 제2020-000064호
주소 | 서울시 마포구 동교로 75
전화 | 02-332-3130
팩스 | 02-3141-4347
전자우편 | million0313@naver.com
블로그 | https://m.blog.naver.com/millionbook03
인스타그램 | https://www.instagram.com/millionpublisher_/

ISBN 979-11-91777-09-3 03510

값 · 15,000원

• 이 책은 저작권법에 의하여 보호를 받는 저작물이므로 무단 전재와 복제를 금합니다.
• 잘못된 책은 구입처에서 바꿔드립니다.